心の健康を支える

「ストレス」との向き合い方

BSCPによるコーピング特性評価から見えること

影山隆之　小林敏生
著

はじめに

　労働安全衛生法の改正により2015年12月から、従業員50人以上の事業所では、事業者が労働者の心理的負荷を把握すること、つまりいわゆる"ストレスチェック"をすることが義務づけられた。ただし、その結果はまず労働者個人だけに知らされ、労働者の同意がなければ事業者は結果を知ることができない上、事業者はその結果を人事考課や配置転換の根拠にしてはならないとされている。必ずしも労働者が"ストレスチェック"を受ける義務はないのだが、事業者側には実施する義務があるということだ。では、義務づけられたストレスチェックの結果をどのように活用することが、労働者と職場の利益にかなっているのだろうか。「法で決まったからしかたなくやる」というのでは、事業者の主体性が欠けているだろう。
　そもそも人生からストレスをなくすことはできないし、時にはストレスが人生を豊かにしたり人間を成長させたりしてくれる面もある。したがって大切なのは、ストレスを「なくす」とか「克服する」とかいうことではなく、労働者が自分のストレスを的確に理解してマネジメントすることだ。労働安全衛生法の改正点も、そのための一環として位置づける必要がある。そこで事業者も労働者も、こうしたことを考えるために、まずストレスと呼ばれる現象について正しく知る必要がある。
　労働者のストレスを理解するための考え方（モデル）はいくつかあるが、本書ではそれらの共通基盤となる重要な理論、すなわちラザルスのトランス・アクションモデルに焦点を当てる。トランス・アクションモデルに立つと、労働者のストレスマネジメントには、働く環境を組織的に整えることと、労働者個人に焦点を当てた対策の、両方が大切だと言える。本書ではさらに、

両者のうち労働者個人のコーピング特性に注目する。コーピング特性とは，ストレスフルな状況に遭遇したときどのような対処（コーピング）を選ぶことが多いか，という個人の傾向のことだ。場面毎に労働者が選択するコーピングが，その場面にマッチしていれば，ストレス問題が発展することは少ない。筆者らはこのコーピング特性を知るための簡便な実用志向ツールとして，コーピング特性を評価する質問紙BSCPを開発してきた。本書の目的は，BSCPと，これを応用した成果を紹介し，ストレスマネジメントにおける活用を提案することだ。

　まず第1章では，ストレスに関する基礎理論と，コーピングに注目する理由について紹介する。第2章では，BSCPをどのように開発してきたのかを紹介する。それから，第3章ではBSCPによってわかってきたことについて，第4章ではBSCPのストレスマネジメントへの応用可能性について紹介する。ストレスの基礎理論をふまえると，職場のストレスマネジメントには何種類かの方法を併用する必要があることがわかる。このうち，コーピング特性に焦点を当てる方法には未開拓の課題が多い。この種の研究と実務のために，BSCPは有力なツールとなる可能性がある。

　なお，本書が主に想定した読者は職場の人事労務担当者，衛生管理者，保健師，産業医などの職場内産業保健スタッフ，およびストレスについて学ぼうとする学生であり，本書で紹介するデータは労働者に関するものが多い。だが，背景となるストレス理論やBSCPというツールは，労働者以外の人々のストレスを考える際にも大いに適用できる。たとえば，学校でのストレスマネジメント教育，住民健診，患者教育，精神科リハビリテーションなどへの応用が考えられ，産業保健だけでなく，学校教育，地域保健，精神保健福祉などの領域での応用に，期待がもたれる。これら各種の応用の便宜を考え，巻末でBSCPの利用ルールについて紹介する。

目次

はじめに …… 3

1 ストレスの現代的理解 …… 9
- 1.1. ストレスを感じている労働者は多い …… 10
- 1.2. そもそもストレスとは何か？ …… 14
- 1.3. からだとストレス（生理学的ストレス論） …… 15
- 1.4. 心とストレス（心理社会的ストレス論） …… 21
- 1.5. ソーシャルサポートの緩衝作用 …… 25
- 1.6. ジョブディマンド－コントロールモデル …… 28
- 1.7. 努力－報酬不均衡モデル …… 31
- 1.8. ストレス－脆弱性モデル …… 34
- 1.9. NIOSHモデル …… 37
- 1.10. トランス・アクションモデルの意義 …… 38

2 ストレス過程の測定：コーピング特性評価尺度BSCPの開発 …… 41
- 2.1. 職場でのストレスマネジメント方法とストレス過程の測定 …… 42

2.2.	職場のストレス要因の評価法 …… 46
2.3.	労働者のストレス反応の測定法 …… 50
2.4.	ストレス過程の媒介要因を測定する …… 53
2.5.	コーピング特性とは何か …… 55
2.6.	コーピングの類型 …… 57
2.7.	BSCPの開発経過 …… 60
2.8.	BSCP最終版のあらまし …… 64

3 BSCPでわかったこと …… 69

3.1.	BSCPを使ってわかりそうなこと …… 70
3.2.	コーピング特性の男女差および年齢との関連 …… 71
3.3.	コーピング特性と職業 …… 76
3.4.	首尾一貫感覚とコーピング特性 …… 78
3.5.	性格とコーピング特性 …… 81
3.6.	コーピング特性と対人関係 …… 85
3.7.	コーピング特性と飲酒・喫煙 …… 87
3.8.	コーピング特性と労働者が認知した職場環境 …… 90
3.9.	労働者のコーピング特性と精神健康度の相関 …… 94
3.10.	労働者のトラウマとコーピング特性 …… 108
3.11.	コーピング特性と自殺予防 …… 111
3.12.	コーピング特性と危機への対応 …… 115
3.13.	離職願望とコーピング特性 …… 120
3.14.	労働者のコーピング特性についてのまとめ …… 121

4 コーピング特性は変わるか,変えられるか …… 123

- 4.1. 学生のコーピング特性の変化 …… 124
- 4.2. 定年前後の労働者のコーピング特性 …… 127
- 4.3. コーピング特性を変える試み …… 128
- 4.4. BSCPの活用可能性 …… 134

コーピング特性簡易評価尺度(the Brief Scales for Coping Profile) …… 138
文献 …… 141
おわりに …… 146

1

ストレスの現代的理解

1.1. ストレスを感じている労働者は多い

「現代社会はストレス社会だ」という言い方を，よく耳にする。その根拠は何だろうか。最初に，現代日本の労働者にとってのストレスの重要性を示す三つの資料を見ることにしよう。

厚労省の労働者健康状況調査（2013年）をみると，フルタイムの社員を10人以上雇用する全国の民間労働者1万人以上を調査した結果，「強い不安・悩み・ストレスを抱えている人」は60.9%にのぼり，フルタイムの一般社員に限れば64.1%だという。これらのストレスの原因（図1-1）として最多なのは職場の人間関係であり，回

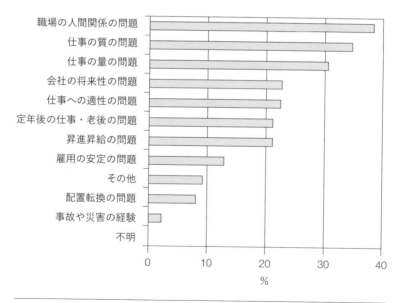

（厚労省：平成24年労働者健康状況調査）
http://www.mhlw.go.jp/toukei/list/dl/h24-46-50_01.pdf

図1-1 ■労働者の強い不安・悩み・ストレスの原因

答者の41%が感じている。なお、この割合が女性では50%を超え、男性よりはるかに多いと報告されているのも興味深い。第二位は仕事の質的な問題で（33%）で、たとえば経験のない難しい業務や新しい業務などが該当する。第三位は仕事の量的な問題（30%）で、忙しい、時間外労働が多いなどが該当する。これら二つの割合には男女差が小さいという。以上の三つは、同種の調査で不動の上位を占めていて、日本の労働者のストレス要因のワースト3と言える。

　国家公務員一般職の長期病休者（図1-2）を見ても、病休者全体としては数が減ってきているのに、「精神・行動の障害」による病休者はむしろ増加しており（人事院, 2013）2012年以降も実はこの水準が続いている。「精神・行動の障害」とは、WHO（世界保健機関）の国際疾病分類（世界の保健統計や医学研究の共通言語として、あらゆる疾病の分類コードを定めたもの）の用語で、いわゆる心の病気（精神疾患）のことである（ただしこの調査では、ストレスと関係深い神経系

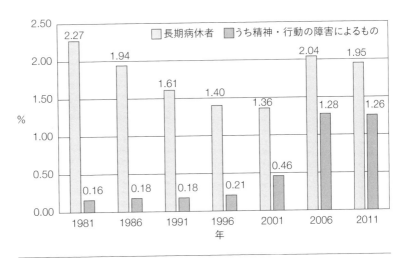

http://www.jinji.go.jp/kisya/0804/byoukyu-besshi.pdf

図1-2 ■国家公務員の長期病休者

の疾患である自律神経系の障害も,「精神・行動の障害」に含めている)。国家公務員は定数が削減されつつあるので,長期病休者の実数も減ってきているのだが,その中で病休率(公務員総数に対する延べ病休日数の率)はむしろ増加に転じている。この増加分は主として,「精神・行動の障害」による病休の増加による。厳密には,すべての「精神・行動の障害」がストレスを原因とするわけでもないのだが,心の健康問題(メンタルヘルスの問題)が大きな課題になってきていることは間違いない。

　さらにさかのぼると1999年,労働省(当時)が都道府県労働局あてに,「心理的負荷による精神障害等に係る業務上外の判断指針」という通達を出した。これはその後改定され,「心理的負荷による精神障害の認定基準」(2011)となっている。この指針が出るまで,心の病気は私病(業務に関係なく個人が勝手に発病したもの)と考えられ,精神疾患が労災に認定されることはほとんどなかった。しかしこの指針では,①労働者が業務において一定条件の心理的負荷を経験した後に,②一定条件の精神疾患(ストレスに起因するタイプの精神疾患)を発症し,③この精神疾患が業務外のストレスによると認められない場合に,業務上の心理的負荷と精神疾患の関連を推定し,精神疾患を労働災害として認定することができる,とした。さらに,こうした精神疾患にかかっていた労働者が自殺した場合にも,精神疾患により判断力が低下していたため自殺を選んでしまったものと考えて,この死亡を労災認定することを認めている。言うまでもなく雇用者は,労災が発生しないよう一定の配慮を尽くし,被雇用者の健康と安全を守る義務を負う(安全配慮義務と呼ばれる)。したがってこの指針では,「雇用者・管理者は,労働者に精神障害が発生することの予防のためにも,一定の安全配慮義務を負う」と判断したわけだ。これ以来,図1-3に示すように,この種の労災の請求件数は急増してきている(厚生労働省,2014)。実際には一定条件の心理的負荷を経験したことが認定されない事案も多いのだが,請求の3〜4割は労災として認定されている。

このように，労働者の健康を考えるとき，ストレスの問題すなわちメンタルヘルスの問題は，生活習慣病と並ぶ最大の焦点となっている。ただし，職場のストレスマネジメントは時として「快適職場づくり」などと言い換えられるために，あたかも労働者の福利厚生のため企業が温情的にしてやることのように，誤解する経営者もいる。しかし実際には，労働者のストレスマネジメントを適切に行えば，事故やエラーが減り，心身の病気が減り，休職や病休が減り，結果的に職場の生産性が向上する可能性が高い。では，ストレスマネジメントのために，雇用者・管理者が求められている配慮とは何だろうか？　これを考えるためには，ストレスについて正しく知る必要がある。

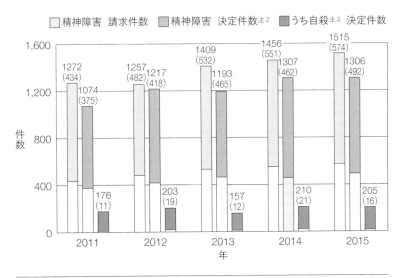

注1　本図は，労働基準法施行規則別表第1の2第9号に係る精神障害について集計したものである。
　2　決定件数は，当該年度内に業務上又は業務外の決定を行った件数で，当該年度以前に請求のあったものを含む。
　3　自殺は，未遂を含む件数である。　　　　4　☐は女性の件数で，内数である。

図1-3■精神障害の労災補償状況

1.2. そもそもストレスとは何か？

そもそも，ストレスがまったくない日々こそが，労働者にとって理想の毎日だろうか？　決してそうではないだろう。それはつまり，何ごとも起こらず何も感じない平板で単調な生活，という意味ではないのか？　むしろ，業務上であれ，業務外であれ，ストレスは人間が生きている限りつきものであり，ストレスを経験することは生きている証なのではないだろうか。そして，労働者に限らず子どもでも高齢者でも，ストレスを乗り切ることが人間の成長のきっかけにもなることは，確かにある。では，どういう場合にストレスは健康に悪いのだろうか？

そこで，ストレスの本質をもっと知るために，英和辞典でstressという単語を引いてみると，さまざまな意味がある。

① 緊張，ストレス　　　　② 圧力，圧迫
③ 強調，力説，重要視　　④ 強勢，アクセント

ここまで考えてきた「ストレス」は①の意味に近い。だが，他の意味もふくめて考えると，共通する本質は何だろうか。実はstressの語源は，ラテン語で「ぴんと引っ張る」という意味で，そこからストレート（strait，真っ直ぐ），ストレッチ（stretch，引っ張って伸ばす），厳格な（strict）などの単語が派生した。また，小さな英和辞典には載っていないが，材料力学などの分野では「物体の内部に加わっている力」のこともstressと言う（物理学用語としては応力と訳す）。力は目に見えないが，応力が過大になれば，物体は目に見える形で破壊される。橋桁，高層ビル，ハードウェア，ソフトウェア，金融システム，原発，その他何でも，大きな負荷をかけてみて，そのときに壊れないかどうか（壊れずにきちんと作動するかどうか）を検証する試験を，ストレステストと言う。

このように，ストレスとは，「目に見えない力が加わって，内部に緊張・ゆがみ・ひずみを生じている状態」である。もし高速道路の橋桁にひびが入っているのが目に見えたならば，これは非常に危険な事態だ。同じように労働者でも，健康問題が目に見える形（疾病や休職）として表れてから対策を考えたのでは手遅れなのであって，問題がまだ目に見えない段階でストレス対策を考え，問題の発生を予防することが大切だ。職場の管理職や労務担当者と話していると「メンタル（の問題）で困っています，休職者にどう関わったらいいのでしょう？」と問われることがよくあるが，ほんとうのところこれでは後手に回っている。もっとも必要なのは，ストレスそのものは避けられないものだという前提に立って，これをうまくマネージし，問題の発生を予防することだ。そのために，人間の健康とストレスの関係について，次節以降具体的に考えてみよう。

1.3. からだとストレス（生理学的ストレス論）

ストレスと健康の捉え方には，古典的ともいえる生理学的ストレス論と，より現代的な心理社会的ストレス論がある。労働者のストレスマネジメントを考えるためには後者が重要なのだが，前者の考え方にとどまった「ストレスの解説」を目にすることも多いので注意したい。これら二つはどのように違うのだろうか。

すでに述べたようにもともと医学用語ではなかったストレスという単語を，最初に医学的な意味で使ったのは，カナダの医師セリエである。セリエは，生物の体に"体内環境の恒常性を保つはたらき"があることに注目した。具体的には，自律神経系（身体のはたらきを調節する神経），内分泌器官（ホルモンを調節する器官），そして免疫系（体内に侵入した異物に対応するシステム）などが，このはたらきを担っている。そこでセリエは，これらのはたらきが作動している状態をストレスと呼んだ（図1-4）。

例として，寒さで体温が下がりかけた場合を考える。ヒトのよう

な恒温動物では、末梢血管が収縮して熱が逃げるのを防いだり、骨格筋などの組織における熱生産を増やしたりすることで、体内の温度環境を一定に保とうとする。これらの仕組みは、脳からの指令が、自律神経系や内分泌系を介して、身体各部に伝わることで作動する。体内に異物が侵入した場合には、免疫系も作動して、異物を排除したり消化したりする。一般に、環境変化に対する即時的な適応は自律神経によって行われ、内分泌系や免疫系は少し遅れて作動し、適応状態を持続させる。このように、自律神経系・内分泌系・免疫系が緊急作動して、環境に適応しようとしている状態を、一種の「体の緊張状態」という意味でストレスと呼んだわけだ。この考え方を、現在では、生理学的ストレス論と呼ぶことがある。

　その後さらに研究が進み、恐怖・怒り・悲しみなどの感情の動き

いろいろな環境要因

- 物理的要因（寒冷，暑熱，騒音，放射線……）
- 化学的要因（有機溶剤，金属……）
- 生物的要因（細菌，ウイルス，カビ，アレルギー物質……）
- **心理社会的要因**（仕事，通勤，プライベート……）

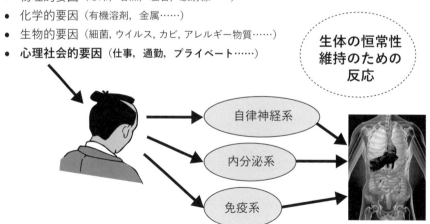

図1-4 ■生理学的ストレス論の基本発想

によって，類似の反応が身体に生じることがわかってきた。激しく怒ったときに顔が赤くなったり青くなったりするのは，感情の動きが自律神経系に影響を与えた結果，血圧が上がったり，血管が収縮したりするからだ。なるほど，感情の動きを身体の反応で表現する言い方はどの国にもある。たとえば「はらわたが煮えくりかえる」とか「断腸の思い」とかいう表現は，怒りや悲しみによって消化器が収縮するようすを表したものだ。

　ここで，感情の動きに起因するこうした身体の変化は，何の役に立っているのだろうか？　実は，食うか食われるか（英語では韻を踏んでfight or flight，闘争か逃避か）という動物の生活において，闘争本能や恐怖という感情によって生じる身体の変化は，目的にかなった反応になっている（図1-5）。獲物に飛びかかろうとするネコでは，自律神経の働きによって瞳孔が拡張することが暗い中で獲物を視認するのに好都合だし，体毛が逆立つことは身体を大きく見せて相手を威嚇するのに役立つと言われる。同様に，ネコから逃げようとする小鳥では，筋のエネルギー代謝が高まることや，腸が収縮して脱糞すること（少しでも体重を軽くすること）は，素早く飛び去るのに好都合だと考えられている。

- 闘争心や恐怖による身体変化は動物にとって合理的反応；
食うか食われるか（fight or flight）

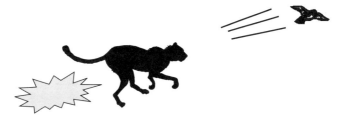

図1-5 ■動物にとってのストレスの意義

表1-1 ■ライフイベント説

- **ライフイベント（大きな生活変化）**は精神・身体疾患の発症・増悪の引き金になりやすい（<u>原因とは限らない</u>），**典型的なうつ病でも同様**
- 結婚，出産，進学など，**おめでたいことでも，きっかけになる**
- 人生における稀な出来事が多い
- インパクトを点数化する試みは生産的でなかった（感じ方に個人差あり）
- 精神疾患の労災認定ガイドラインにも援用

　しかし，現代人の生活では，こうした身体変化が役に立たないストレス状況が無数にある。たとえば，上司に叱られた場合や失恋した場合に，鳥肌が立ったり（このとき体毛が逆立っている）胃腸が収縮して腹痛が起きたりしても，仕事上のミスや失った恋を取り戻すためには何ら役立たない。それどころか，このような「感情から身体への影響」が一過性で終わらず，あまりに長く強く続くと，身体への影響が病変につながったり（十二指腸潰瘍，高血圧症など），自律神経がへばって働けなくなったり（ぜんそく発作など）する。このように，心理的な原因によって身体疾患が生じることを，心身症という［▶注1］。

　この種のストレスの影響は，狭い意味での心身症にとどまらない。早くも1960年代にホームズとレイは，多くの患者において，ライフイベントつまり大きな生活変化が，精神疾患や身体疾患の発症・増悪の引き金となっていることを，初めて報告した（**表1-1**）。ここでライフイベントは，必ずしも病気の直接の原因とは限らず，むしろ

［▶注1］厳密に言えば，上の例で寒冷刺激や上司の叱責は，ストレスそのものではなく，ストレス要因またはストレッサー（stressor）と言うべきである。しかし慣用的には，「上司の嫌がらせがストレスなんだよね」というように，ストレス要因のことを「ストレス」と呼んでしまっていることも多い。本書では説明の正確を期すために，ストレス要因とストレスを区別することにする。

きっかけと言うべき場合も多い。しかも，結婚，出産，進学，昇進など，おめでたい出来事でもきっかけになる，という報告が注目を集めた（Holmes et al. 1967）。

　その後彼らは，ライフイベントの重みを点数化することも試みたが，この試みはそれほど成功を収めなかった。同じ出来事でも，受け止め方（重み）には個人差が大きいからだ。それでも今日なお，ライフイベント説は有効であり，典型的なうつ病がライフイベントをきっかけに発症することを，昇進うつ病，配転うつ病，引っ越しうつ病などと呼ぶことさえある。また，1.1.で述べたように一定条件を満たす精神疾患は労災に認定される場合があるが，その認定のガイドラインでも，発症前6カ月間に職場でどのようなライフイベントを経験したかが重視されている。

　さらに最近，ストレスやユーモアと免疫系の関係についても，研究が進んでいる。免疫系は，体内に侵入した細菌やウイルスを攻撃するだけでなく，がん化した細胞を消去する働きをもつ一方，自分自身に対して不必要に力を発揮すると，リウマチやアレルギー疾患など（自己免疫性疾患という）を引き起こす可能性もある。ストレスの結果として免疫系がへばってしまえば風邪を引きやすくなるし，免疫系が過剰反応を起こせば自己免疫性疾患（リウマチや膠原病などがその典型）を起こしやすくなるとも言われる。深刻な膠原病にかかった人が，ユーモアと笑いに満ちた毎日を過ごすうちに，いつのまにか治ってしまったという例がある（Cousins, 1983）。ストレスやユーモアが，がんやエイズの発症や進行に影響を及ぼす可能性も注目されている（エイズという疾患ではまさに，免疫系がはたらかなくなる）。

　以上のように，生理学的ストレス論は，環境（ストレス要因）と生体の防御反応（ストレス）の関係を正しく説明し，心理的要因もストレス要因になりうることを明らかにして，心身症のメカニズムを解明した（表1-2）。しかし，この生理学的ストレス論には限界もあった。この理論では，人間はストレス要因に対して受動的な存在として位置づけられており，人間がこれにどう対処するかという能動性

表1-2 ■生理学的ストレス論の効用と限界

- 環境と生体の防御反応との関係を説明
- 心身症の仕組みや，心労・ユーモア・希望と感染症（風邪からエイズまで）・がんなどの関係を説明
- だが人間は環境に対して受け身ではなく，心理社会的ストレス要因に対し，何らかの方法で対処（**coping**）しようとする

までは考えていなかったからだ（Eysenk, 2000）。だが，実際のストレス状況で多くの人は，ただ体の反応に身を任せるだけでなく，失業すればハローワークに足を運ぶとか，恋人に見捨てられかけたら電話をかけて謝るとか，何らかの対処（コーピング；coping）をするだろう。

　コーピングとはどういうことだろうか。英語でcopeの語源を調べると，strikeやmeetに近い意味だという。コーピングcoping（対処）についてラザルスは，「自分に負荷をもたらすと評価された外的・内的な圧力に打ち勝ったり，これを減少させたり，受け入れたりするための認知的あるいは行動的な努力」と定義した（Lazarus & Folkman, 1986）。なお，コーピングを「対処行動」と訳すこともあるが，上の定義で「認知的・行動的な努力」と述べている通り，コーピングが「外から目に見える行動」とは限らない。例えば，「何もせずじっとがまんする」も一つのコーピングだが，これを行動と呼ぶのは日本語感覚として無理があるので，対処と訳すのが適切だろう（日本精神神経学会・精神科用語検討委員会，2008）。一方，自動的に生じる心身の反応とコーピングを区別する意味で，コーピングにおける「意図的な努力」を強調する研究者も多いが，無意識にあるいは瞬時に選んでしまうコーピングもあることは否定できない。そこで本書では，コーピングの一類型である防衛機制（1.10.参照）のように，無意識に（または瞬時に）選択されるコーピングが存在することも認め

る立場をとる。

　いずれにしても，生理学的ストレス論はこうしたコーピング（対処）つまり人間から環境への働きかけを考慮していないという意味で，古典的なストレス論と言ってもよい。これだけでは，現代の労働者のストレスマネジメントを考えるために不十分だ。そこで，人間の能動的な対処を説明するために考えられたのが，心理社会的ストレス論またはトランスアクションモデルと呼ばれる理論である。次節では，その後のストレス論の発展を見ることにしよう。

1.4. 心とストレス（心理社会的ストレス論）

　前項で述べたような生理学的ストレス論の限界に対し，1970年代以降になると新しいチャレンジが次々と始まった。そのうち最大の功績は，ラザルスの心理社会的ストレス論だろう。ストレスについて彼らが提案した考え方は，トランスアクションモデル（transaction model）とも呼ばれる（Lazarus & Folkman, 1986）。その鍵となる概念が，人間から環境への働きかけ，つまり本書のテーマである"ストレスに対するコーピング（対処）"であった。つまり，環境が人間に影響するだけではない，人間から環境への主体的働きかけも考える，という理論なのだ。そこで本項では，この心理社会的ストレス論，またはトランスアクションモデルについて説明する。

　まずラザルスは，ライフイベントのような大きな生活出来事だけでなく，日々の生活のなかの日常的苛立ち事（daily hassles）と，ちょっと気分がよくなる出来事（daily uplifts）のバランスに注目し，これが心の健康を左右すると考えた。彼によると，ライフイベントも結局，そこからさまざまな日常的苛立ち事を派生するので，それを介して心の健康に影響するのだという。この考え方は，職場などで毎日持続しているストレスを考える際に，よくあてはまるようと考えられる。

　さらにラザルスは，こうした苛立ち事の経験がついには健康影響にまで発展する「心の過程」を，心理社会的ストレス過程と名付け

た。ここは重要なので，少し詳しく説明する（図1-6）。

①同じ出来事を経験しても，それをストレスフルに感じる人とストレスとは感じない人がいる。そこでこの出来事を，ストレス要因と呼ばずに，潜在的ストレス要因と呼ぶことにする。
②この出来事に遭遇した人が「これは重大だ！」「まずいぞ！」「イヤだな……」と感じるか，それとも大した問題ではないと感じるか？　この判断をラザルスは，一次認知評価（primary cognitive appraisal）と呼んだ。
③「これは重大だ！」などと感じた場合，ほとんど同時に，不

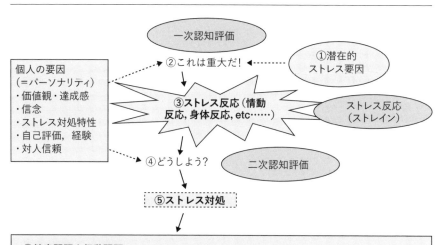

(http://homepage2.nifty.com/uoh/rinshou/33stress.htm も参照)

図1-6■心理社会的ストレス過程

快な感情の動き（緊張・不安，あるいは怒り・嘆き・悲しみ・嫉妬など）が心に発生する。それに伴って身体的な反応も生じるかもしれない（心臓がどきどきする，胃腸が痛むなど）。これらはストレス反応またはストレイン（strain）と呼ばれ，ストレス過程の中核に位置する。かりに「これは大変だ！」と思っても，瞬時に「いや待て，これはすぐ対処できる」と思えるならば，ストレス反応は軽く終わる（またはほとんど意識されない）。要するに，ストレス問題とは感情の問題なのだということと，一次認知評価には個人差があるという点がミソである。

④ 前記のように人間は，ストレス反応に対して受け身に甘んじてはいない。何らかの方法でコーピング（対処）できないかと考える。対処方法はたくさんあり，同じ人でも場合によって選ぶ対処方法は異なるだろうし，同じ状況でも選ぶ対処方法には個人差がある（ただし，何もせずじっとがまんする，というのも一つの対処と考えることにする）。ある人が特定の場面で選ぶ対処方法を，対処法略またはコーピング方略（coping strategy）と呼ぶ。ある場面でどのようなコーピング方略を選ぼうか，という判断をラザルスは，二次認知評価（secondary cognitive appraisal）と呼んだ。

⑤ こうして実行したコーピング方略が有効であれば，ストレス反応は消失する。それがきわめてすみやかに進んだ場合は，対処したという自覚さえ残らないだろう。なお，コーピング方略の種類によっては，それを実行するために，お金・時間・健康・周囲の助け手などの条件が必要なこともある。これらの条件や，コーピングを実行に移す能力のことを，コーピング資源と呼ぶ。

⑥ もしコーピングがうまくゆかなければ，ストレス反応は持続したり，より強くなったりする可能性がある。すると，ストレス反応が発展して健康問題や行動問題を生じるリスクも高

くなる。しかも最近の研究では、精神疾患や心身症に加えて、生活習慣病のリスクも高くなることが明らかになってきた。生活習慣病とは、食生活や運動習慣をはじめ多くの生活習慣の総合的な影響として発展する病気の総称だが、これらの原因になる「もっともよくない生活習慣」は、ストレスが過剰な生活だと言える。これらの影響の一部は、ストレスに由来する不眠によっても増強する。他方、行動問題というのは飲酒や薬物使用などの行動（アルコール依存にまでなれば一種の病気だが、そこまででなくても、翌日に差し支えるような"やけ酒"が頻繁にあれば行動問題と言えるだろう）、周りが迷惑するほど頻繁または唐突な欠勤、事故傾性（事故やエラーの多発傾向）などのことである。これらの問題は社員の休職・離職につながるし、企業の生産性を低下させることは確かである。したがって、適切なコストをかけてこれらの問題を予防することは、企業の利益にもかなっていることが、最近30年ほどの間に世界的に実証されてきた。

　このように、人間は状況に対して能動的にコーピングを行っている。その結果として状況が好転したり、思うように変化しなかったりする。その経験が自信などの変化につながり、それが次の一次認知評価とストレス反応に影響する……このサイクル、環境と人間の間の動的な相互作用の総体を、ラザルスは心理社会的ストレス過程と呼んだのだ。生態学の用語を使えば、環境から人間への影響（環境作用）と人間から環境への影響（環境形成作用）という相互作用が心理社会的ストレス過程を形成しているわけで、この考え方はトランスアクションモデルと呼ばれた。
　上記のように、コーピングに成功あるいは失敗する体験を重ねることは、その人の自己効力感や自尊感情の形成に影響する可能性がある。そして、これらがさらに、一次認知評価（潜在的ストレス要因に遭遇してどのように反応するか）にも影響する可能性もあるだろう。

したがって，トランス・アクションモデルでは一次認知評価と二次認知評価（その状況にどう対処しようとするか）を便宜上分けて考えたが，現実の個人レベルでは互いに相関し合ったプロセスと言えるだろう。このプロセスで，一次認知評価や二次認知評価のあり方に個人差が大きいことは，直感的に理解できる。この個人差を規定する要因は，個人の価値観や「どういうことに達成感を覚えるか」，その人の生活習慣や身体条件，自己評価と自信，過去の経験と知恵，その人が他人を信頼するかどうか，信念など，言ってみればその人の人柄すべてと言えそうだ。

　こうしたラザルスの着想は，他に知られているいくつかの職場ストレス理論を，包含または一般化した内容になっている。これらの理論はそれぞれ，労働者の仕事ストレスの成り立ちとストレスマネジメント対策を説明するために有効なものだが，本質的にはトランスアクションモデルと共通の発想に立っているということだ。そこで，以下の1.5〜9.でこれらの理論についての見取り図を手に入れ，図1-6の⑥のような健康問題や行動問題が生じるまでの過程の，どこでどのような予防・ストレスマネジメントが可能なのかを考えよう。

1.5. ソーシャルサポートの緩衝作用

　ソーシャルサポート（社会的支援）とは何だろうか。いろいろな説明があるが，有力な説に従えばそれは，手段的（または道具的）サポートと情緒的サポートに大別できる。手段的サポートとは，直面する問題を解決するために必要な知識・手段などの資源を提供したり，それらをその人が入手できるよう情報や機会を与えたりすることを指す（ただし，情報的サポートを手段的サポートから区別する考えかたもある）。他方，情緒的サポートとは，問題の直接解決にはつながらないが，慰めや励ましを与えるような働きかけのことを言う。親しい人の死に遭遇した場合のように，解決不能の悲嘆の中にある人にとっては，誰かが黙って傍らにいてくれるだけでも情緒的サポー

トになることがある。この他，自分が何かをしてあげる人が存在するとき，その人の存在を提供的サポートと呼ぶ考え方もある（崎原他, 2000）。いずれにしても，身近に誰かいるというだけでなく，その人と何らかの関わりをもつ中で，初めてソーシャルサポートが機能する。労働者でもとくに被雇用者の仕事ストレスを考えると，家族は情緒的サポートの資源になり得るが，手段的サポートの資源にはならないことが多い。

　そこで，ソーシャルサポートによる緩衝モデル（buffering model）という考え方を，図1-7で説明する（Cohen他, 1983；Cohen他, 1985）。仕事の現場で言えば，横軸は仕事の負荷を表し（右に行くほど負荷が大きい），縦軸はストレイン（ストレス反応）の量や強さを表す。単純に考えると，仕事の負荷が大きいほどストレ反応は起こりやすく

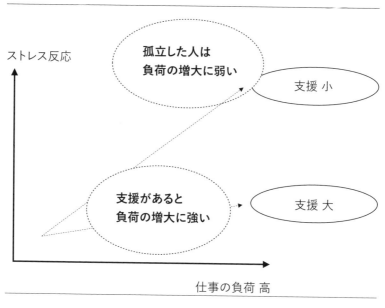

図1-7 ■ソーシャルサポートのストレス緩衝作用

なるので，両者の関係は右上がりの直線で表現できそうに思える。しかしこの時，周りから孤立している人ではストレ反応が増大しやすく，周りから多くのサポートを受けられる人はストレ反応が増大しにくいことを，ソーシャルサポートによる緩衝作用と言う。この緩衝作用が常に生じるかどうかについては議論が分かれていたが，現実的に考えるとソーシャルサポートにもいろいろ種類があるので，それが現実の問題（潜在的ストレス要因）と適合している時のみ緩衝作用が働く，と見るのが実際的のようだ（影山他，2001）。また，職場メンバーの大半が大きな仕事負荷の下にある場合（図の右半）は，ソーシャルサポートの多少とストレインの多少との関連が明確だが，仕事の負荷が小さい場合（図の左半）はソーシャルサポートのありがたみが発揮されにくいとも言える。もしも管理職者が，繁忙期には何の陣頭指揮も執らず，暇な時に限って奥の部屋から腕まくりしながら登場して「おい，俺も働くぞ，何でも言ってくれ！」と現れたところで，部下はうれしくないということだ。

　このように，一般的な仕事上の困難のことを考えてみると，時には解決不能の問題もあるが，たいていの場合には「解決に向けて努力すること」がまず求められる。それが仕事というものだ。そして，問題の解決を目指す限り，情緒的サポートだけでは解決の足しにならないことが多いが，適切な手段的サポートが与えられれば解決の役に立つことがある。新入社員を例にとれば，先輩が指導したり仕事を手伝ったりするだけでなく，適切な参考資料やアドバイザーを紹介したり，研修の機会を与えたりすることも，手段的サポートになる。上司や先輩の励まし（情緒的サポート）も確かに嬉しいし，新入社員の士気を上げるかもしれないが，それだけで（つまり手段的サポートなしで）は，助けとして不十分だろう。

　ただし，職場のストレスマネジメントにおいて，情緒的サポートがまったく役に立たないわけではない。職場の組織風土にもよるが，直属の上司からの精神的な支え，「斜め上の関係」と呼ばれるような直属以外の先輩（メンターとも呼ばれる）による語り合いや慰め，同

期入社組どうしの励まし合いなど，人間関係ごとに異なる性質の情緒的サポートが得られることで，職場生活がいっそう豊かになることはまちがいない。また，もしかしたら，ひどいパワハラを受けて職場にいたたまれないような状況の男性が，自宅で配偶者に「……もう，会社，辞めたい……」とつぶやいた時，さらりと「あら，じゃあ辞めれば？」なんて言ってくれる妻がいれば，その夫は自殺をせずに済むかもしれない。

　以上では職場のストレスを例として説明したが，他の心理社会的ストレスでも，ソーシャルサポートによるストレス緩衝モデルは成り立つことが多い。ただし前記のように，特定のソーシャルサポートは特定のストレス要因に対してだけ緩衝効果を持つ可能性がある。だとすれば，ソーシャルサポートの内容やタイミングを考慮することが，このモデルを実用に生かすためのポイントだということになる。ストレスフルな状況で適切なソーシャルサポート資源があるということは，その状況で適切なコーピングを行うための資源がある，というのと同じことだ。

1.6.　ジョブディマンド－コントロールモデル

　次に紹介するジョブディマンド－コントロールモデルは，カラセクが1970年代末に提案した考え方で，現在では職場のメンタルヘルスを考える枠組みとして，広く受け入れられている（Karasek 1979；Karasek他，1990）。つまり，多くの職場に当てはまるモデルだということが，データで実証されている。なお，このモデルに前節のソーシャルサポートの考え方を加味して，ジョブディマンド－コントロール－サポートモデルという言い方をすることも多い。

　図1-8の横軸は再び仕事の負荷で，右に行くほど負荷が大きいことを表す。具体的には，仕事の忙しさ，要求される速さ，勤務時間，要求される精神的集中度や緊張度などが該当するので，仕事の要求度（ディマンド）と表現されている。図の縦軸は仕事のコントロール

度を表す（上に行くほどコントロール度が高い）。コントロール度とは，仕事の進め方，締め切り，優先順位などを自分の判断で決められる余地が大きいことであり，言い換えれば自分の能力・技術を発揮・向上できる可能性が高いということでもある。もともとはjob-decision latitudeという言い方もあって，これを仕事の裁量度と訳すことも可能だが，「裁量の権限があるかどうか」という意味ではなく現実に自分で判断し決めているかどうかという意味なので，最近ではコントロール度と訳されることが多い。たとえば，異動で新しい業務に就いた社員の場合，最初は何をするにも同僚上司に聞かなければ動けないかもしれないが，だんだん業務に慣れてくれば「あれは後回しでも大丈夫」「これはこの方法でやればよい」などと自分で判断できるようになるだろう。これはまさにコントロール度が高まったことになる（制度上の裁量範囲が広がったわけではない）。言い換えれば高

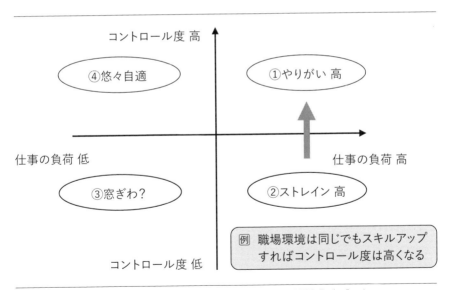

http://db.jil.go.jp/cgi-bin/jsk012?smode=dtldsp&detail=F2001111063&displayflg=1

図1-8 ■ジョブディマンド－コントロールモデル

コントロールとは，ディマンドに対して適切なコーピングを選べる状態のことだ。

　ここで図1-8にしたがって，さまざまな業務を4類型に分けてみると，それぞれ次のような特徴がある。

①図の右上，つまり高ディマンド高コントロールの業務に就いている人は，一般に，仕事はきついけれどもやりがいがあって，困難な課題にもチャレンジしようとする意欲が高い。このような仕事はアクティブジョブと呼ばれ，忙しいけれども，労働者の精神健康を高めてくれる可能性がある。興味深いことに，こういう人は余暇活動もアクティブなことが多い。ただしどんなに有能な人でも時間という資源は一日あたり24時間しか持っていないので，いくら高コントロールが保証されていても，ディマンドが極端に過剰だとやはり健康を害してしまう危険はある。
②図の右下の業務は高ディマンド低コントロールで，最も心理的緊張度が高く，ストレス反応を生じやすい類型である。教科書的には警察官や消防官の業務がその典型とされ，確かにその業務上，自由な自己コントロールが許されない部分が大きい。この種の業務に従事する労働者については，十分な休日を保障するなど，「業務上のディマンドとコントロール」以外の要素について配慮することが，ストレスマネジメントや健康管理のために大切だ。
③図の左下は低ディマンド低コントロールで，受動群とも呼ばれる。一昔前ならば「窓際族」と呼ばれた立場も当てはまる。もっとも現代企業のフルタイム労働者では，そのようなポストは少ないかもしれない。仕事環境によるストレスや健康影響は小さいと考えられるが，仕事のやりがいという面ではあまり期待できないだろう。
④図の左上は低ディマンド・高コントロールで，最もストレイ

ンが少ないと考えられる。いわゆる定年後の悠々自適の生活というのが、この類型に当てはまるかもしれない。しかし、現役のフルタイム労働者にはなかなか実現できない生活だし、やはり仕事の達成感は少ないかもしれない。

ジョブディマンド－コントロールモデルで興味深いのは、①と②の分かれ目（言わば天国と地獄の境目）が、ディマンドの大小ではなく、コントロール度の大小だという点だ。つまり、たとえ仕事上の要求を減らすことができなくても、コントロール度を高めることができるならば、ストレスをマネージしやするかもしれないということになる。例として異動になった社員を考えると、業務内容や裁量範囲が変わらなくても、しばらく経って新業務に習熟してくれば、おのずとコントロール度が高く感じられ、ストレスを感じにくくなる可能性がある。職場マネジャーにとって、業務の全体量を減らすとか、業務に対する人員を増やすとかいう対策は、事実上採用しがたい場合が多い。そのような場合でも、もしそれぞれの労働者が主観的に感じるコントロール度を高くする工夫ができればストレスマネジメントの役に立つ、というヒントがジョブディマンド－コントロールモデルから得られる。これをトランスアクションモデルと比べると、コントロール度が大きい状態とは、さまざまな対処方法が選べる状態（適切な二次認知評価をできる状態）であり、したがってその状態を脅威だと感じる必要が薄い（一次認知評価にも影響が及ぶ）ということになる。

1.7. 努力－報酬不均衡モデル

一方、やりがいのない仕事ではストレスが倍加する、という経験もある。この経験を理論化したジーグリストは、ジョブディマンド－コントロールモデル（図1-8）と一見よく似た図1-9を用いて、努力－報酬不均衡モデルという考え方を提唱している（Siegrist他、1990

; Siegrist 1996)。横軸は仕事のために費やす努力の投資量を表しており，図1-8のディマンドと似た意味になる。一方，縦軸は仕事から得られる報酬を表している。ただしここで言う報酬とは，経済的・物質的な報酬だけを意味するのではない。精神的な達成感・やりがい感・満足感，自分の能力や知識・技能が活用できているという手応え，この業務は自分に合っているという適性感・満足感，いまのこの努力は将来の自分のために役に立つだろうという確信，などの主観的な評価も一種の報酬と考えることにする。

　こう考えると，図の右上のような仕事は，大きな努力を投じなければならないが，得られる報いも大きいわけで，一般的にはやりがいの大きい仕事だと言えるだろう。これに対して図の右下の仕事は，大変な努力を投入する割に報いが少ないわけで，当然ながらストレス反応が最も生じやすい状況だ。この状況で，人によっては投げやりになったり，離職してしまったりするかもしれないが，何らかの

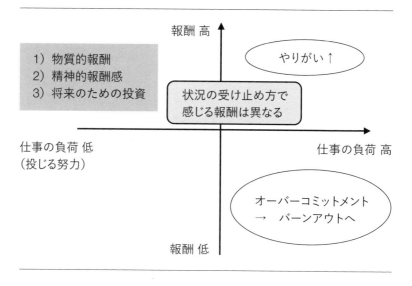

図1-9 ■努力報酬不均衡モデル

理由で「もっとがんばらなきゃ」「自分がもっと努力しなきゃ」「自分がやるしかないんだ」と思い詰めて，必死で自己投入する人もいる。この状態はオーバーコミットメントと呼ばれ，いわゆるバーンアウト（燃えつき）に至りやすい状態だと考えられている。つまり，バーンアウトとは単に「がんばりすぎて疲弊している状態」でなく，「すでに大きなストレスを抱えて疲労が蓄積しているにもかかわらず，なおも，がんばらなきゃと自分にむち打っている（またはむち打とうとする）状態」のことなのだ。この場合，そこまでして「がんばらなきゃ」と思う動機が健康的なものかどうか，ということも考えてみる必要がある。もしかしたら，仕事に打ち込む姿勢を演じることによって，自分が本当は向き合わなければいけない別の重要な問題（たとえば配偶者との不仲や子育ての課題）から逃避している，という人もいるかもしれない。

　このように努力－報酬不均衡モデルでは，図の右上と右下の分かれ目が，投じる努力の大小ではなく得られる報酬の多少だと考える。たとえ給与が同じでも，仕事から得られる達成感・満足感などが大きければ，ストレス反応は生じにくいということだ。また「この仕事は自分に合っている」「自分がもつ知識や技能が生かせる仕事だ」という手ごたえ（適性感）も，一種の報酬となるだろう。ここで大切なのは，現時点の努力と報酬だけでなく，将来に予期される努力と報酬も含めてのバランスなのだ。

　たとえばある工場では，比較的単調な流れ作業に従事する交替勤務者がたくさんいて，夜間の眠気やエラーを防ぐことが課題になっていた。ところがこの職場で，睡眠や眠気に関する調査を実施したところ，同じ業務についていても達成感の高い人ほど，夜勤の最中の眠気は少ないことがわかった。そこで，工場の責任者が労務担当者や保健師と話し合ううちに気づいたのが，「自社の製品が使われる場面を見たことのない社員が多い」という事実だった。実はこの工場では医療用の製品を生産しており，病院ではユーザ（患者）の生命や生活を維持するためにその製品が使われているのだった。そこ

でさっそく，納品先の病院から自社製品の使用場面の写真やユーザと家族の声を届けてもらい，更衣室の壁に張り出すことにした。仕事の達成感を高める対策としては，きわめて低コストの方法だったが，社員にはなかなか好評だった。こういう情報があれば，社員が家庭で子どもから"お父さんは夜中に何の仕事してるの？"と聞かれたときに答えやすくなるだろうし，もしその子が"へえ！ お父さんってすごい仕事してるんだね"と言ってくれたら，達成感はいっそう高まるだろう。

　この努力－報酬不均衡モデルという考え方も，多くの職場の状況をよく説明できることが，データで実証されている。労働者が大きな努力を求められた時，しかし同時に大きな報酬も期待できるならば，「これは大変だ」という負担感はある程度まで割引されるだろう。これをラザルスのトランス・アクションモデルから見ると（図1-6），潜在的ストレス要因に対する一次認知評価が修正されるということを意味する。つまり，努力－報酬不均衡モデルは，トランス・アクションモデルの一側面を詳しく展開した考え方とも言うことができる。

1.8. ストレス－脆弱性モデル

　ストレス－脆弱性モデルという考え方はもともと，統合失調症という精神疾患にかかった人の生きにくさや回復を説明するために提案された考え方だ（Zubin他，1977）。ただし現在では，ストレスの全般的な理解，特にうつ病などで休職した人の職場復帰を考える際にも有益な考え方であることがわかってきて，多角的な議論の焦点になっている（佐藤，2011）。このように精神科医療やリハビリテーションの臨床から始まったストレス－脆弱性モデルという考え方だが，実はディマンドコントロール－サポートモデルや努力報酬不均衡モデルと共通点があり，そしてラザルスのトランス・アクションモデルとも通底するものがある。

脆弱性（vulnerability）とは傷つきやすさを意味する言葉で、このモデルではストレスへの弱さを表している。ストレスを水に喩えて説明しよう（図1-10）。水があふれた状態を、ストレスマネジメントが破綻した状態だと考えることにすると、この図で水があふれないようにするにはどうしたらよいだろうか。理屈では、①流れ込む水の量を減らす、②容器を大きくして縁を高くする、③水抜きの蛇口を造る、という3つの方法が考えられる。

具体的には、①流れ込む水の量を減らすとは、ストレスの原因を減らすことに相当する。②容器を大きくして縁を高くすることに相当するのが、統合失調症をもつ人の場合では、生活のスキルを向上させたり、服薬を続けたりすることである。労働者の場合には、仕事のスキルアップなどにより仕事のコントロール度を高めることや、仕事から得る報酬（感）を高めることが、これに相当する。そして、③の水抜きに相当するのが、周りの人から適切なサポートをタイムリーに受けられることだ。こうした喩えの適切さは、つぎのような実際のデータからもうかがえる。

統合失調症は青年期に発病することが多く、脳の機能の障害とく

水があふれる事態（メンタルな破綻）を防ぐ方法

個々人の土手を強くする
（ストレス耐性↑）
〜生活スキル向上、
　仕事のコントロール度↑、
　服薬維持など

流れ込む水を減らす
（＝ストレス要因↓，報酬感↑）

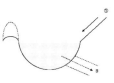

バイパスをつける
（＝周りのサポート）

図1-10 ■ストレス−脆弱性モデル

に思考障害を基本的な症状とする。思考障害と関連して，現実認知のしかたが歪んだり（その極端な形が幻聴），思考の筋道が障害されたりする（その極端な形が妄想）。結果として，バランスよく生活する力，まとめる力，気配りする力などが低下する。幻覚妄想などの極端な症状は薬物療法である程度抑えられるが，生活スキルなどの回復には，時間をかけて心理社会療法と呼ばれる各種のリハビリテーションを行う。こうしたリハビリテーションの結果，コーピングのレパートリーが拡大し，とくに積極的・外向的なコーピング方略が増加した患者では病気の予後が良好だが，攻撃的なコーピング方略を示しやすい患者は回復が遅延しやすいと，木下ら（2000）は報告している。そこで，上記のリハビリテーションの一種である生活技能訓練（Social Skills Training, SST）では，コーピング特性全般を一気に変化させるのでなく，患者などが生活中でしばしば遭遇する場面に即して，状況依存的なコーピング方略を少しずつ学習することを目指す（前田，1999）。

　一方，うつ病の患者では，コーピング特性の偏りやレパートリーの狭さが発症の一因になっているのではないかと指摘されている（Lazarus & Folkman, 1986）。こうした行動特性は，どのような状況でも同じパターンで「自分・他人・将来に対する否定的な考え」がひとりでに湧き上がってくること（自動思考という）と関連していることが少なくない。また，攻撃性を適切に表現できるうつ病患者は，予後が良好だとも言われる。そこで，彼らの状況認知のしかたやコーピングのしかたを変える認知行動療法（cognitive-behavioral therapy, CBT）が試みられており，たとえばアメリカの研究者らはコーピングスキルを変容するための"Coping with Depression"というCBTプログラムの効果を報告している（Cuiipers他，2009）。日本でも，うつ病による長期休業から職場復帰を目指す人のための「リワークプログラム」によって，問題焦点型コーピングや「気分転換」「視点の転換」といったコーピングが増加し，回避型コーピングが減少し，対人関係トラブルが減少する方向への変化が認められたという報告が

ある（羽岡他，2012）。

　他方，反復される自傷行為や，アルコール・薬物摂取などの嗜癖行動では，問題となる行動自体が「状況に対する不適切なコーピング」だと考えられるので，置換スキル（代わりとなるコーピング）を学習することが回復への中心的課題となる（Walsh他，2006；松本，2014）。

　このように，統合失調症患者，うつ病患者，反復性自傷行為者，嗜癖患者のいずれにとっても，柔軟な発想で状況を多角的に見ること，周りに適切なサポーターが存在すること，タイムリーにサポーターを頼る（相談する，SOSを出す）ことなどの学習は，回復と再発防止のために重要な条件となる。この基礎となったストレス－脆弱性モデルも，実は本質的にトランス・アクションモデルと重なっていたのだ。

1.9. NIOSHモデル

　ここまで見てきたさまざまなストレス理論を統合して，アメリカ労働安全衛生研究所（National Institute of Occupational Safe and Health, NIOSH）は図1-11のようなモデルをまとめた。これはNIOSH職業性ストレスモデルと呼ばれている（Hurrell他，1988）。仕事上のストレス要因が，ストレス反応を生じ，これが疾病に発展する過程は，個人要因，仕事以外の要因，及び職場に存在する緩衝要因によって影響される，ということだ。

　これを改めてラザルスのトランス・アクションモデルと比較すると，この図で緩衝要因と書かれているのは，仕事のコントロール度，周りのサポート，報酬感などに相当する。これらは，潜在的ストレス要因に対する一次認知評価を変えたり，ストレス反応を感じた際の二次認知評価やコーピング方略を変えたりすることを通して，ストレス過程の発展を緩和する要因だということがわかる。なお，反対にストレス過程を促進する要因も考えられる（孤立，達成感の低さ

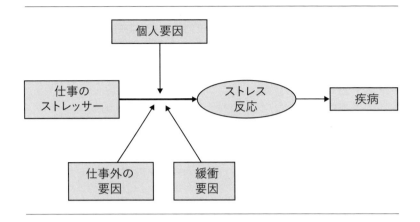

図1-11 ■ NIOSH職業性ストレスモデル

など)。そこで，ストレス過程の緩和要因と促進要因を合わせて，ストレス媒介要因とも言う。NIOSH職業性ストレスモデルは，トランス・アクションモデルの産業保健バージョンと言ってもよい。

すでに述べたように現実の職場では，ストレス要因そのもの，たとえば仕事の忙しさ，難しさ，人間関係トラブルなどを減らすことは容易でないし，場合によっては「減らそうとしてはいけない」ものだ。しかしそうであっても，上のようなストレス緩和要因を，職場として組織的に強化したり，労働者個人の変容によって強化したりできるならば，健康問題や行動問題の発展を予防できるかもしれない，ということになる。

1.10. トランス・アクションモデルの意義

以上のように，ラザルスの心理社会的ストレス論またはトランス・アクションモデルは，現在のストレス科学を理解し応用する上で，きわめて重要な考え方だ (Eysenk, 2000)。その理由を要約すると，表1-3の三点になる。

表1-3 ■ 心理社会的ストレス過程を考える意義

- 特に職業性ストレスと健康影響の関連について，多くのエビデンスあり
- 精神分析の「防衛機制」はコーピングの一種と考えられる
- 状況認知スタイルの特性，感情，コーピングという，主体の特性を考慮＝認知行動療法に通じる発想だが，**予防的に**用いるべき

　第一に，労働者やその他の人々のメンタルヘルスを説明するさまざまなモデル（1.5～9.）の妥当性は，すでに実際の調査データによって裏付けられている。そして，これらのモデルを一般化したものが，トランス・アクションモデルだと考えられる。

　第二に，トランス・アクションモデルでいうコーピングは，精神分析の理論で言う防衛機制（defense mechanism）を一般化したものと見ることもできる。防衛機制という考え方を最初に示したフロイト（精神分析論の提唱者）は，「二つの欲求の間で葛藤に悩んだとき生じる不安を，無意識のうちに処理する心の働き」として，さまざまなタイプの防衛機制が働くことを示した。そしてこれが時には，ある種の精神疾患や精神症状の原因になっていることを明らかにした。ただしこれに対してラザルスは，防衛機制が必ず精神症状や精神疾患を引き起こすとは限らないことを指摘し，不健康というニュアンスをもつ防衛機制という用語の代わりにコーピングという用語を使いたい，と述べている（Lazarus & Folkman, 1984）。

　第三に，トランス・アクションモデルに基づいて考えると，たとえストレス要因を除去できなくても，ストレスの緩衝要因を変化させることで，状況認知やコーピング選択を変えたり，不快な感情を軽減したりして健康問題を予防できる可能性がある。そしてこの，状況認知のしかたを変える，あるいはコーピングのしかたを変えるという発想は，最近注目を集めている認知行動療法の発想にも通じる。ただし，セラピー（療法）と言うと"疾患や症状を治療する"と

いう意味になるから，健康な労働者や学生・生徒らについて考える場合には，認知行動学習と言うほうが適切かもしれない。発症後の治療ではなく，ストレスに由来する健康問題や行動問題の予防方法を考えることのほうが重要だという考え方は，ことに産業メンタルヘルスでは重要だ。

　そこで，次章以下では，本章で確認してきたストレスの基礎理論をふまえつつ，実際の職場でのストレスマネジメント対策で特にコーピング特性に着目する方法と，その際のツールについて述べることにする。

2

ストレス過程の測定：
コーピング特性評価尺度
BSCP の開発

2.1. 職場でのストレスマネジメント方法とストレス過程の測定

　第1章では，職場での経験（潜在的ストレス要因）が健康問題や行動問題に発展する過程と，この過程をさまざまな要因が促進したり緩衝したりする様子を，トランス・アクションモデルという考え方で説明できることを確認した。これをふまえて筆者らが，職場でのストレスマネジメントに関する研究と実践を進める中で，「上記の諸要因を測定する簡便な方法が重要だ」ということを痛感した。適切なマネジメント方法の開発にも，その実行にも，労働者個人のストレスマネジメントの実態を集団的にとらえ，実証的なデータを積み重ねることが不可欠だ。しかしそのために，多大な時間や手間をかけることは，現実の職場で許されない。つまり，厳密だが手間のかかる測定方法よりも，簡便な測定方法が望まれる。このように考えたとき，労働者のコーピングに関する測定方法は開発がとりわけ遅れているということに気づかった（他の要因については実用的な測定方法が一応確立していたにもかかわらず）。そこで，職場ストレスの研究を進めながらコーピング特性の測定ツールBSCPを開発するという方針を立てた。この開発経過を第2章で紹介しながら，職場ストレスマネジメントにおけるコーピング特性の位置づけを確認する。

　まず，どうすれば仕事ストレスによる健康問題や行動問題を減らせるか（ストレスマネジメントの方法）を，第1章で述べたラザルスのトランス・アクションモデルを復習しながら考えてみよう（図2-1）。この考え方をトレースすると，労働者のストレスマネジメントには，大きく分けて次のような方法がありそうだ。①ストレス要因を減らす，②仕事のコントロール度など職場環境中のストレス媒介要因を変える，③一次認知評価を変える，④二次認知評価とコーピングスキルを変える，⑤ストレス反応の軽減（心身の反応をとりあえず減らす）。このうち①と②には，職場環境を変えることが含まれており，職場全体として組織的に取り組まなければ変えられない場合も多い

だろう。これに対して③と④は労働者個人がもつストレス媒介要因への介入であり、⑤と合わせて労働者個人レベルで行うストレスマネジメントを指すように見える。しかし実際はそう単純ではなく、たとえば②で上司からのサポートが得やすくなったり、仕事のプロセスが適切に評価されるようになったりすれば、それがひいては③や④に影響を与えることも考えられるだろう。

　ここで、第1章でも述べたように、①職場のストレス要因を減らすという対策は、現実には容易ではない。例えば、第1章で紹介した職場の三大ストレス要因（人間関係、仕事の忙しさ、仕事の質的な難しさ）を考えてみよう（図2-2）。過労死するほど忙しい職場があっ

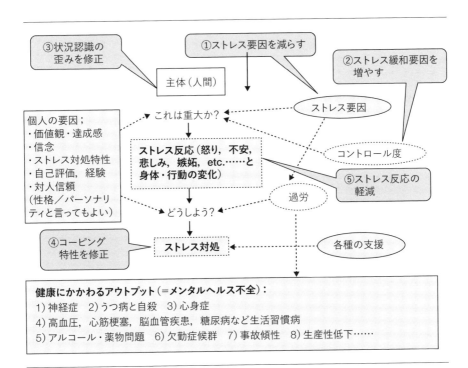

図2-1 ■トランス・アクションモデルから考える労働者のストレス対策

てはならないが、だからと言って、暇な職場を目指すとか、新しい業務、経験のない状況が発生しない職場を目指すとかいうのは、非現実的な話だ。もしそんな職場が存在するとしたら、企業の存続そのものが心配になってくる。また、職場の人間関係のトラブルはたいてい水面下で生じるものなので、職場で組織的に対策を進めることはむずかしい。これ以外にも、夜勤や物理的に過酷な環境など各職場に特有のストレス要因はあるが、それらはたいてい業務の存在理由と不可分であって、ストレス要因を減らすことなどできない場合が多い。

他方、⑤のように心身のストレス反応を調整するという方法には、リラクセーションや自律訓練法などがある。しかしこれらは、あくまで軽度のストレス反応に対して用いるべき対症療法であって、ストレス反応がうつ病など深刻なレベルに達している場合や、職場の人間関係のもつれなど深刻なストレス要因が持続している場合に、対症療法だけで済ませることは適切でない。

したがって、労働者のストレスマネジメントのためには、ストレ

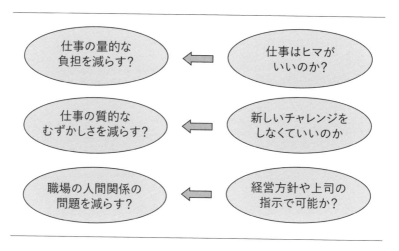

図2-2 ■職場のストレス要因を減らせるか？

スの原因や最終的なアウトプット（ストレス反応）だけに焦点を当てるのでなく，ストレス媒介要因についての対策，つまり，ストレス過程の促進要因を弱め，緩衝要因を強める対策が重要だと言える。図2-1を改めて眺めれば，ストレス過程の促進要因を弱め，緩衝要因を強めるような対策が，A）職場環境全体で組織的に可能かどうかと，B）それぞれの労働者において個人的に可能かどうかの，二つの点が重要だということになる（図2-3）。ただし同時に，労働者の現状を把握して，健康問題の発生を早期に発見し悪化を防ぐために，C）労働者のストレス反応や健康状態を定期的にモニターする必要もある。

このような対策A）〜C）を職場で実行し，職場ごと，個人ごとの

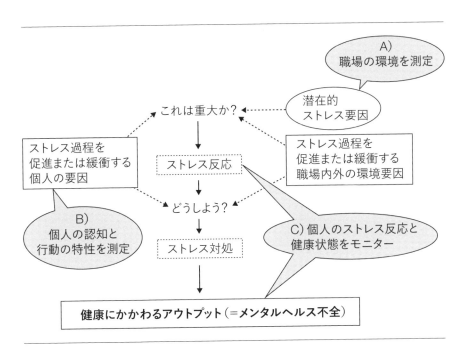

図2-3 ■ 労働者のストレスマネジメントの基本方略

ストレスマネジメント対策を立案したり，その対策の効果を評価したりするためには，潜在的なストレス要因，ストレス過程の促進要因・緩衝要因，ストレス反応などの現状を，何らかの方法で測定（評価）する必要がある。そこで次項以下で，これらの要因の評価方法として既存のツールを紹介し，さらにコーピングの評価手法をどのような考え方で開発したかを紹介する。

2.2. 職場のストレス要因の評価法

職場のストレス要因の指標として古くから注目されてきたのが，客観的な要因とくに労働時間だ。現在でも，法令や就業規則を定める場合には重視されている（例労働安全衛生法で，1カ月の超過勤務が100時間を超えた労働者には，医師との面接を義務づけるなど）。しかし，過重労働をせざるを得ない状況ではたいてい，業務の難しさ，多重業務，達成感の低下などの，労働時間だけでは測れない要素の変化も伴っている。他方，充実感のある業務ならば，労働時間が多少延びても苦にならない場合はあるかもしれない。職場のストレスマネジメントという観点から見ると，労働時間管理は，最低必要条件であっても十分条件ではない。

そこで1980年代以降になると，職場環境に対する労働者の一次認知評価（1.4.参照）に注目し，労働者ひとりひとりが「職場環境をどのように認識しているか」を測定する方法が，急速に進歩した。この結果は厳密に言えば，客観的にみた職場環境と，その環境を労働者個人がどう感じるかという感じ方との関数だ（図2-4）。よく使われる手法としては，仕事の忙しさ，質的負荷（難しさ），コントロール度，達成感や，同僚や上司から受けられるサポートなど，職場環境の要素（評価軸）ごとに，労働者が認知する頻度や強度に関する質問を並べ，回答者が選んだ選択肢を得点化する方法がある（図2-5）。一つの評価軸に沿って配列した一群の質問への回答を一つずつ得点化し，これを合計して評価するように設計されていることが多い。

このような質問群を尺度（scale）と呼ぶこともある。重要なのは、職場環境について個々の労働者が評価した得点を部署ごとに平均して他の職場と比較できるならば、部署単位の評価（職場診断）が可能になるという点だ。

ここで、「回答者は嘘をつくこともできるし、状況を正しく自覚していない場合もある」という意見をよく聞く。確かにそうかもしれないが、だからと言って「主観的な回答はまったく信用できない」と切り捨てることも正しくないだろう。むしろ、「ストレスマネジメントに役立つ程度に正確であれば十分だ」、とするのが実用的だと、筆者らは考える。もちろん、回答者からできるだけ率直で的確な回答を引き出し、その情報を適切にデータ化するために、さまざまな

職場環境の主観的評価
　＝客観的な職場環境
　　　×労働者の状況認知のしかた

図2-4 ■ 職場環境の主観的評価

仕事の忙しさ

	いつもそうだ	しばしばそうだ	ときどきそうだ	めったにないだ
● 仕事が猛烈に忙しい	1	2	3	4
● 休憩時間を十分とれない	1	2	3	4
● 残業する必要がある	1	2	3	4

図2-5 ■ 労働者が認知する職場ストレス要因の測定例

工夫は必要だ。例えば，回答内容が人事考課に使われて不利益をもたらさないことを保証したり，設問の表現や数を吟味して答えやすくしたり，回答を得点化する統計技法を洗練させて信頼性を高めたりする工夫である〔▶注2〕。もしも，故意に回答をゆがめて職場環境を劣悪に評価する労働者がいた場合，上司との関係や労使関係に問題があるのかもしれない，という意味ではやはり何らかの「問題」の存在が示唆される。

　職場のストレス要因を測定する複数の尺度を含む質問紙として，旧労働省の研究班が開発した職業性ストレス簡易調査票 (the Brief Job Stress Questionnaire, BJSQ) がある（下光他，2000）。BJSQ（図2-6）は，何種類かのストレス要因評価尺度に加え，ストレス反応尺度と，ストレス過程の緩衝要因（上司・同僚のサポート，仕事のやりがい感など）に関する尺度を含んでおり，無償で公開されている。BJSQの特徴は，日本の一般労働者多数における得点分布が調べられており，これら一般労働者と比較して個人の回答結果を個人票に印刷するためのソフトや，職場環境のうち量的負担度・質的負担度・上司のサポート・同僚のサポートの4尺度得点について職場ごとの平均値をプロットする「ストレス判定図」（図2-7）の作成ソフトも，エクセルファイルの形で無償公開されていることだ。検診機関によっては個人票の作成を有償で行うサービスを提供しているが，部署ごとの

〔▶注2〕労働者が自分の業務をどれくらい忙しいと認知しているか，自分の健康の調子をどれくらい良いと認知しているかなど，労働者各自の認識という「目に見えないもの」を測定する尺度は，心理測定尺度（性格尺度など）に似た形をとることが多い。例えば「最近の仕事の忙しさはどれくらいですか？」という質問に「非常に忙しい」「かなり忙しい」「それほど忙しくない」「まったく忙しくない」という4段階の選択肢を用意し，それぞれの選択肢を選んだ場合に4～1点の「忙しさ得点」を与えるとしよう（この方法は発案者Lickertの名を取ってリカート尺度と呼ばれる）。ここで，類似の質問を複数並べ，それぞれをリカート尺度とみなして採点し，それらの得点の合計点を算出すると，一問だけで得点化した場合よりも信頼性が向上することが，理論的にわかっている。この質問群を尺度（scale）と呼ぶ。尺度の信頼性を評価する他の方法として，同じ回答者に繰り返し回答を求めた場合にほぼ同等の結果が得られること（再現性）を確かめたり，尺度に一貫性があるかどうか（質問内容が互いに類似しており「得点を加算する」という操作が許容されるかどうか）を統計学的に確かめたりする方法がある。

- 職場環境＝量的負担(3)，質的負担(3)，身体的負担(1)，コントロール度(3)，技術の活用(1)，対人関係(3)，物理的環境(1)，仕事の適性度(1)，働きがい(1)
- 労働者が感じるストレス反応＝活気(3)，イライラ感(3)，疲労感(3)，不安感(3)，抑うつ感(6)，身体愁訴(11)
- 労働者が受けるサポート＝上司から(3)，同僚から(3)，配偶者・家族・友人から(3)
- 仕事満足度(1)，家庭満足度(1)

括弧の数字は質問項目数

図2-6 ■職業性ストレス簡易調査票（BJSQ）の内容

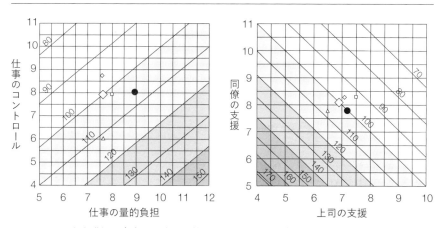

図2-7 ■職業性ストレス簡易調査票に基づくストレス判定図の例

ストレス判定図や職場診断結果を職場に提供する業者は，従来少なかった。

ところが，労働安全衛生法の改正で2015年から義務づけられた労働者の"ストレスチェック"については，標準的な方法の例としてBJSQが示されており，かつ職場診断を行うことも推奨されている。BJSQと完全に置き換えられるツールはあまりないので，これの使い方に通じておくことは，今後の労務管理のために重要かもしれない。

2.3. 労働者のストレス反応の測定法

次に，労働者のストレス反応や健康状態などは，どのように測定すればよいだろうか。ストレス反応が何らかの健康問題（図2-1の「健康に関わるアウトプット」）に発展してから把握したのでは手遅れなので，もっと早期に把握したいところだ。そこで当初は，セリエの古典的ストレス論をふまえて，自律神経系やホルモン系の身体的（生理的）反応を評価する手法が注目された（表2-1）。しかし，これ

表2-1 ■これまでに提案された生理的ストレス反応の指標の例

〈自律神経の活動の指標〉
- 心拍数，脈拍数（緊張すると上昇）
- 末梢動脈の収縮度（緊張すると収縮）
- 皮膚の電気抵抗（緊張すると減少）
- 心拍間隔のゆらぎ（周期によって意義が異なる）

〈ホルモンの指標〉
- 血液中のストレスホルモン濃度
- 尿中のストレスホルモン濃度

〈脳波に関する指標〉
- アルファ波の量（リラックスすると増加?）

らの手法の職場への応用は案外むずかしく，今なお研究途上にあると考えたほうがよい。それはなぜだろうか。

　これらの身体的反応は短時間で変化しやすく，測定条件によっても値が左右されるし，さらに身体がストレス要因に慣れることで身体的変化が元に戻ったりしやすい。このため，身体的反応によって，長期的・慢性的なストレス状態を把握することはむずかしい。さらに，測定される人に負担が大きい手法（採血して血液中のホルモン濃度を測る，など）や，特別な測定機器・技術を要する手法，コストが高い手法（脳波計で得たデータを高価なソフトウェアで分析するなど）も，職場では使いにくい。しかし（だからこそ？），ストレス反応としての意義がまだ不明確な手法を「新しい優れた手法」と称して売り込むビジネスも実際には少なくない。唾液中ストレスホルモンや心拍間隔のゆらぎの測定など，有望な指標はあるのだが，「測定条件によって短時間で値が変動する」ことには変わりがないので，この種の手法によるストレス反応の評価は依然としてむずかしい。安易な健康ビジネスに引っかからないように注意する必要がある。

　そういうわけで，労働現場では，生理的反応の測定よりも簡便で安価な方法として，適切な質問紙（questionnaire，用途によって調査票，問診票，またはアンケート用紙とも呼ばれる）を使い労働者のストレス反応や健康状態を把握する手法がよく使われている。「適切な」という意味は，身体的疲労感，抑うつ，イライラ感など，医学的・心理学的に意味が明確な軸に沿って，心身の自覚症状に関する質問を配列し，十分な信頼性と妥当性をもつ尺度を構成することだ。その尺度の得点に基づいて，心身の状態を評価する。こうしたものを「構造化された質問紙」と言うこともある。この種の質問紙［▶注3］や尺度は数多いが，ここでは二つだけ紹介しておく。

［▶注3］前記のように，質問紙questionnaireとは，いわゆるアンケート用紙や健康診断などで使う問診票のことだが，その一部として組み込まれる「一定の目的のため特に開発された一組の質問群」も「質問紙」と命名されることがある。

①ストレス反応にはさまざまあるが，現場的にもっとも重要な要素の一つが抑うつ症状（うつ症状）だ。抑うつ症状のみに焦点を当てた，単一の尺度で構成される質問紙の代表例として，SDS（ツァンの自記式抑うつ尺度：Zung's self-rating depression scale）がある（Zung, 1965；福田他，1983）。抑うつ症状に関する20問への回答をリカート尺度化し，その合計点を抑うつ度得点とする。前項で説明したような意味での信頼性が研究者によって確認されているし，専門医などが臨床的に評価した抑うつ度とSDS得点は相関が高いことも確認されている（専門用語では妥当性が高いと言う）。「うつ病」患者集団の得点分布や，大規模な一般集団（「うつ病」患者などの特殊な人々でなく）の得点分布がおおよそわかっているので，それと比べることで「抑うつ度得点が何点以上であれば要注意（「うつ病」などの可能性が高い），だから健康管理担当者が詳しい面談をしてみよう」などという判断が可能になる。SDSは市販されており，無断でコピーして使うと違法行為となる。SDSとほとんど同等の使い方をできる質問紙としてCES-D（the Center for Epidemiologic Study Depression Scale）があり（Radloff, 1977；島他，1985），やはり市販されている。なお，抑うつ症状があることイコール「うつ病」ではないことに注意したい。他の病気からくる抑うつ症状や，辛い出来事に起因する一過性のものなどもあるからだ。

②複数のストレス反応尺度をふくむ質問紙の代表例に，前述の職業性ストレス簡易調査票（BJSQ）がある（図2-6）。ただし，その一部については，信頼性や妥当性の検証が十分とは言えない。そこで，BJSQからストレス反応の下位尺度を除き，代わりに1）で挙げたCES-Dなどを付加するのも一つの考え方かもしれないが，実用例の報告はあまりない。また，BJSQには，より詳しい新バージョンも作成されているが，詳細は省略する。

他方，このような「構造化された質問紙」ではなく，一部の専門家や検診機関が経験的に（または適当に）作成した自覚症状リストも，実際の健康診断などでは使われてきた。インターネットで閲覧できる「ストレスチェックリスト」と称するものや，一部の行政機関や学会が紹介している同様のリストにも，信頼性・妥当性が確認されていないものは多い。これらは，労働者個人を診断する場合にはまあまあ使えるとしても，職場で組織的にストレスマネジメントを考える際にはツールとして使えない。というのも，改正労働安全衛生法に基づく"ストレスチェック"では，仕事のストレス要因，心身のストレス反応，周囲のサポートの3領域が必須とされ，3領域について労働者個人の回答を標準集団などと比較しなければ，個人票を返すことができなくなるからだ。

　従来こうした不適切な評価尺度がまかり通ってきた理由としては，業者や提案者の勉強不足，構造化されたSDSなどが無償で自由に使えないこと，新しい質問紙の確立には手間がかかることなどがある。たとえ海外で開発され信頼性・妥当性が確認された質問紙であっても，日本語訳を作成した場合には改めて日本の一般集団で試用し，質問の表現が適切か，質問の構造が設計通りか，得点化の方法が適切か，得点を解釈する歳の判断基準が適切か，などを確認しなければならないのだ（こうした手続きは地道で経済的にペイしないので，辛抱強い研究者がやるしかない）。しかし今後は，法に対応できないツールが，次第に淘汰されてゆくのではないかと思われる。

2.4.　ストレス過程の媒介要因を測定する

　ストレス要因とストレス反応（つまり原因と結果）に比べ，ストレス過程の媒介要因の測定法は，開発が遅れ気味であった。媒介要因の影響で生じる「ストレス反応の起こり方の差」を，一種の「測定誤差」のように考えて，さしあたり棚上げしようという発想があったことは否めない。これらの媒介要因には，職場環境の中に存在す

る要因（例相談に乗ってくれる上司の存在）と，労働者個人の中に存在する要因（例気軽に上司に相談できるタイプか，相談せず一人で抱え込むタイプか，という特性）とがある。それぞれの評価手法にはどのようなものがあるだろうか。

前者つまり職場内のストレス媒介要因（図2-1の②）は，いくつかの構造化質問紙の中でも取り上げられている。例えば，第1章で紹介したジョブデマンドーコントロールモデルや努力－報酬不均衡モデルに基づいて，BJSQなど何種類かの質問紙が日本でも使用可能であり，これらの中で，上司や同僚による支援など，いくつかの職場内ストレス媒介要因が取り上げられている。またBSJS (the Brief Scales for Job Stress, 職業性ストレス簡易尺度) は，錦戸らが開発した20項目から構成される質問紙で，労働者自身の目からみた職場環境を，3つのストレス要因（量的負荷，質的負荷，人間関係の問題）と3つのストレス媒介要因（仕事のコントロール度，達成感，同僚上司の支援）という観点から評価する（錦戸他，2000）。ストレス反応に関する質問を含まない分だけ，BJSQより短くなっている。

他方，労働者個人が有するストレス媒介要因にも，いろいろな種類がある。それらは最終的に，トランス・アクションモデルの一次認知評価と二次認知評価（図2-1の③と④），つまり労働者の「状況認知のしかた」と，「ストレスフルな場面でどのように対処するか」の，どちらか（または両方）につながっている。

ところで2.2.節で述べたように，職場環境に存在するストレス要因を質問紙によって把握するということは，「労働者各人が職場をどのように認識しているか」に注目しているということだ。これは実は，労働者の「状況認知のしかた」というフィルターを通して，職場環境を評価することに他ならない（図2-4）。つまり，これらの質問紙の結果にはもともと，個々の労働者の一次認知評価のしかたという要素が加味されているのだ。

ところがこれに比べて，労働者が「ストレスフルな場面でどのように対処するか」という個人特性を評価するツールは，開発が遅れ

ていることに筆者らは気づいた。正確に言えば，従来もツールは一応あったのだが，職場のストレスマネジメントのためには使い勝手がよくないと思われた。そうしたツールの開発が遅れた理由の第一は，次節で述べるように，背景となる理論的な議論がなかなか収束しなかったことにある。第二に，この目的で心理学者がこれまでに開発してきたツールは，測定の厳密性を期するためであろうか，多数の質問を連ねた質問紙が多く，現実の職場では使いにくかった。かといって，産業現場からの「もっと実用的な評価手法を開発すべきだ」という要求もさほど強くなかったのは，「職場として組織的なストレス対策を立てるにしても，個人の性向に職場管理者が介入すべきではない」「たとえ介入しても変えられない）」という考え方が支配的だったからかもしれない。

　しかし筆者らは，ストレスフルな場面での対処方法に関する個人傾向を評価する手頃なツールがあれば，効果的なストレスマネジメントを考える上で役立つだろうと考えた。そうしたツールは，労働者の自己チェックに使えるし，上司が部下を観察する際の観点としても有益で，職員の研修にも活用できるのではないか。もちろんストレス研究の手法としてもさまざまな応用が期待できる。そこで，新たなツールとして，コーピング特性簡易評価尺度（the Brief Scales for Coping Profile, BSCP）の開発に取り組んだ（影山他，2005a；影山，2011）。現在，これを応用したさまざまな成果が見えつつある。そこで，本章の後半ではBSCPの開発手続きとその背景を説明し，第3章でその応用成果について紹介する。

2.5.　コーピング特性とは何か

　すでに第1章で述べたように，労働者のストレスマネジメントを考えるとき，個人の状況認知のしかたやコーピングのしかたに注目することは，有効な方法になり得る。しかし，ストレスフルな状況でのコーピングのしかたを評価する適切なツールがなかったので，

筆者らはそのための質問紙BSCP（コーピング特性簡易評価尺度）を新たに開発した。BSCPは労働者のコーピング特性を測定するツールとして開発されたが，労働者以外の人々が使ってもなんら問題はないし，そのような用例もたくさんある。2.5〜8.ではその開発経過を紹介するが，これを見ることはコーピング特性について理解を深めるために有益だろう。

　まず，コーピング特性とは何かということを，改めて確認する（Lazarus & Folkman, 1984）。ある特定の状況で選択されるコーピングを，コーピング方略または対処法略（coping strategy）と呼ぶ。同じ場面でも，人によって異なるコーピング方略を選ぶ可能性がある。また，同じ人でも，別の局面では異なるコーピング方略を選ぶだろう（このことを「コーピングは状況依存的である」と言う）。野球にたとえると，あるピッチャーがどういう球を投げるかは局面（相手打者，ランナーの有無，イニング数，得点差など）によって異なるし，同じ局面でもピッチャーによって投げる球が異なる，ということだ。もちろん，一つのコーピング方略でうまくいかないと判断した場合には，途中で方略を変えることもあるかもしれない。

　さて，ある特定の場面で「ストレス反応をすみやかに解消できるか否か」は，コーピング方略の選び方によって異なるだろう。そこで仮に，ある労働者がいつも「状況に応じてもっとも適切なコーピング方略を採用する」ような柔軟性を備えているならば，この柔軟性はストレスマネジメントや心の健康づくりに資することだろう。しかし，そのような労働者が実在するだろうか。

　他方，場面を特定せず，ある人がさまざまな場面で「どのようなコーピングを用いることが多いか」という傾向を考えることもできる（Carver他，1989）。この傾向を，コーピング特性（coping profile）と呼ぶことにする。労働者が遭遇するストレス場面はさまざまだが，場面を特定せずコーピング特性を評価することならばできそうである。再び野球のピッチャーにたとえれば，全試合を通じてどのような球種やコースが多いか，という話になる。ただしこれはあくまで

およその傾向であって，絶対的なものではない。ふだんなら変化球でかわすような局面なのに，ついムキになってストレートで勝負したら打たれてしまった，というような場合も時にはあるだろう。

　実はストレス心理学では，コーピング方略とコーピング特性のどちらに注目すべきかをめぐって，いろいろな論争があった。厳密に言えば上記のように，「いかなる場合でも一種類のコーピング方略しか選ばない人」は存在しない。つまり，コーピングが状況依存的だということに，疑いはない。もしも，現にコーピングに行き詰まっている人から相談を受けたとしたら，その状況で最善と思われるコーピング方略をいっしょに考えるしかない。しかし，「この場面で最善のコーピング方略」をただ一つ決めることが，そもそも困難な場合もあるだろう。しかも，コーピング方略を選ぶ際の柔軟性を，個人特性として評価することはむずかしい（鈴木他，2001）。「状況に応じてその都度もっとも適切なコーピング方略を選べるような柔軟性を備えた人間」など，めったに存在しないのではないだろうか。

　つまり，どう見ても「それぞれの人が選択しやすいコーピングの特徴が存在するが，それはあくまでおよその傾向でしかない」と考えることが，現実的だろう。例えば「あまり人に相談せず一人で抱え込むことが多い」とか，「問題をぐずぐず先送りして，解決のため自ら踏み出そうとしない傾向がある」とかいうことだ。このような傾向（コーピング特性）の存在を認め，これを測定することが，職場でのストレスマネジメントを考える上では有効だと筆者らは判断した。厳密性を求めて延々と議論するのは不毛であり，職場で役に立つかどうかという観点で実用的に考えればよい，というのが筆者らの基本的な態度である。

2.6.　コーピングの類型

　そこで，まずさまざまなコーピング方略を大まかに分類し，次にそれぞれの類型ごとに，そうしたコーピング方略をふだん多用して

いるかどうかを評価する，という方法を考えた。異なる類型のコーピングの使用頻度は，互いに独立した次元として評価しておくことにすれば，コーピングの状況依存性を否定したことにはならない。では，コーピング方略をどのように分類すればよいのか，先達の意見をレビューしてみよう。

ラザルスとフォルクマン（Lazarus & Folkman, 1984）は，コーピング方略の類型を，問題そのものを変えようとする問題中心型の対処と，もっぱら自分の感情を変えようとする情動中心型の対処の二つに大別した（図2-8）。さらに，具体的な対処の方法（モード）として，問題中心型対処のためには直接行為・情報収集・認知的対処という三つのモード，情動中心型対処のためには直接行為・認知的対処・行為の抑制という三つのモードを想定し，計六つのコーピング類型を考えた［▶注4］。ただし，文献を詳しく比較すると，これらの見解の細部は何度か修正されているように見える。彼らが作成したコーピング特性評価尺度にも何種類かあり（WCQ, Way of Coping Questionnaireなど），これらを使った研究結果（とくにコーピング特性の整理の仕方）は安定していない。また，これらのバージョンの一つは日本語訳され，ラザルス式ストレスコーピングインベントリー

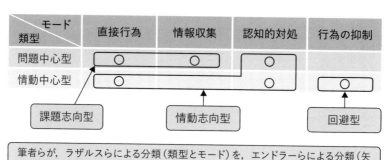

図2-8 ■コーピング方略の分類

(Stress Coping Inventory, SCI) として市販されているが（日本健康心理学研究所，1996），その質問数は64項目で，職場でのストレスマネジメント研修や健康診断に活用するには，項目が多すぎる。決して使いやすいツールとは言えない。

一方，エンドラーとパーカー（Endler他，1990a）は，①課題志向型対処，②情動志向型対処，③回避型対処という三つの類型を考えた（図2-8）。このうち①と②は，ラザルスらがいう問題中心型対処と情動中心型対処におおよそ対応する。ただし，「つまらないことは気にしないようにする」「この試練は自分を成長させるはずだと考えて向き合うことにする」といった"視点の転換"や"価値の切り替え"を，ラザルスらは問題中心型対処の一種に位置づけたのに対し，エンドラーらは情動志向型対処に分類している。また，回避優先対処は，情動中心型対処から独立した類型として位置づけている。この理論に基づくコーピング尺度（CISS, Coping Inventory for Stressful Situation）という評価尺度は3尺度48項目から成り（Endler他，1990b），日本語版も開発されている（古川，2001）。ただしこれも，職場でストレスマネジメントに活用するには項目数が多すぎる。

他にも多くのストレス研究者が，コーピングの類型化についてさまざまな提案をしている。カーヴァーらが開発したコーピング尺度COPE（Carver, 1997）は，欧米ではWCQと並んで使用頻度が高いツールだといわれる。だが残念ながら，彼らが考えた13ものコーピング類型は，研究で使用するたびに結果が一貫しない（13種類に収束しない）ことが繰り返し報告されている。日本の研究者では神村ら（1995）が，TAC24（Tri-axial Coping Scale 24-item version）という独自の評価尺度を開発している。TAC-24を医学中央雑誌という研究論文データベースで検索すると，日本ではBSCPと並んで多く使われているコーピング特性評価ツールである。彼らはコーピング方

[▶注4] Lazarus & Folkman（1984）には，それ以前のコーピング分類に関する諸説が，詳しく解説されている。彼らは，問題中心型対処としての「行為の抑制」モードや，情動中心型対処としての「情報収集」モードはあり得ないと考えた。

表2-2 ■当初想定したコーピングの分類

- 積極的問題解決
- 問題解決のための相談
- 視点の転換（視点や価値観の切り替えなど）
- 気分転換
- 他者を巻き込んだ情動発散（愚痴を言う，八つ当たりする，など）
- 回避と抑制（じっとがまんする，問題を先送りするなど）

略を「問題焦点−情動焦点」「接近−回避」「認知−行動」という3次元で分類し，これらの組み合わせにより「情報収集」「放棄・諦め」「肯定的解釈」「計画立案」「回避的思考」「気晴らし」「カタルシス」「責任転嫁」という8種のコーピング特性に，24項目の質問を割り当てた。ただし職場での実用を考えると，まだ質問項目数が多すぎるのと，8つのコンセプトがやや抽象的な命名であり，研究者向きという印象がある。

以上のように従来のさまざまな提案では，コーピングの類型が一貫しないことと，それに基づくコーピング特性評価ツールの質問項目が職場での実用には多すぎることが難点と思われた。そこで筆者らは，ラザルスらの原点に戻って6類型のコーピングを想定し，それぞれを**表2-2**のように命名して，その内容にふさわしい日本語の質問を吟味しつつ，簡易な尺度を新たに開発することとした。その開発手順を次項で簡単に紹介する。

2.7. BSCPの開発経過

前項の方針に基づき，コーピング特性簡易評価尺度（BSCP）の開発作業が始まった（影山他，2005a）。作業の目標（**図2-9**）は，**表2-2**にあげた6つのコーピング特性それぞれを評価する尺度の開発だ。各

目標

- 6つのコーピング特性それぞれを評価する尺度の開発
- 各尺度とも3項目程度

> 厳密性より使いやすさを重視

図2-9 ■ BSCP開発作業の目標

尺度とも3項目程度（計18項目程度）のコーピング方略について「ふだんそれを使用する頻度」を質問し，その回答を得点化することを考えた。つまり，「困ったこと，悩みなどにであったとき，あなたはどうすることが多いですか？ 次の例のそれぞれについて，ふだんそのような対応を選ぶことがよくあるかどうか，お答えください」というインストラクションに続いて，18種類のコーピング方略を例示し，それぞれを用いる頻度を4つの選択肢から選んでもらう（図2-10）。その回答をリカート尺度化し，3問ずつ合計するということだ。なお，これら6尺度のようなものを，「コーピング特性簡易評価尺度を構成する一部分」という意味で，下位尺度（subscale）と呼ぶ[▶注5]。ただしこれらの作業は，心理学的な厳密性よりも実用性と簡便性を重視して，図2-11の手順で進めた。

　第一の作業として，従来のコーピング尺度を参考に，6類型のコーピング特性を典型的に表すコーピング方略を集め，似たものは融合させて簡略化し，質問文のたたき台を作った。ただし，従来のコーピング尺度には「ストレス反応とコーピング方略の混同がみられる」

[▶注5] 以下の開発経過に関する説明はテクニカルな話題が多いので，結論を急ぎたい読者は2.9.へ飛んでもよい。

教示文

困ったこと，悩みなどにであったとき，あなたはどうすることが多いですか？
次の例のそれぞれについて，ふだんそのような対応を選ぶことがよくあるかどうか，お答えください。

よくある　　＝4点

ときどきある＝3点

たまにある　＝2点

ほとんどない＝1点

図2-10 ■ BSCP冒頭の教示文

という批判があることに留意し，注意深く質問項目を選択した。また，ごく具体的なコーピング方略（「たばこを吸う」「酒を飲む」「散歩をする」「テニスをする」など）をいちいち挙げる代わりに，「気分転換をする」というような包括的な表現を選んだ。というのも，例えば体質的に酒が飲めない人や酒が嫌いな人は，気分転換の方法として飲酒を選ばないだろうが，しかし，この人が「酒を飲むことはめったにない」と回答しても，「気分転換は，めったにしない」と回答したことにはならないからだ。

　第二の作業として，こうして机上で収集したコーピング方略の例が，ほんとうに日本の労働者においても6類型に整理できるかどうかを，実際のデータに即して確認することにした。このために，試作したBSCPを実際の職場集団に配布して労働者に回答してもらい，その回答に因子分析という統計学の手法を適用して分析した。因子分析では，労働者の回答パターンが似かよっていた項目が，一つの因子を構成する。詳細は後述するが，因子のまとまりのよさや，当初想定した因子とデータから得られた因子の適合性などを確認した（詳しく言うと，互いにまったく無相関の因子を仮定するVarimax法では

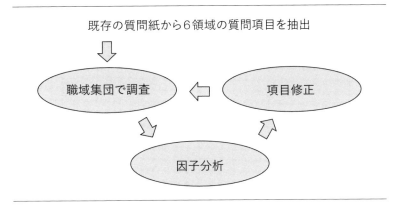

図2-11 ■ BSCP開発作業の手順

なく，因子間に相関があることを前提としたPromax法という因子分析法を用いた）。ここで一つの因子にまとまった項目は，回答パターンが似ている項目であり，内的一貫性が高い項目なので，リカート尺度化した得点を加算することが許容される（2.2.の注1参照）。そこで，加算した場合の一貫性を表す統計学的指標である信頼性係数という値を求め，一貫性の高さを再確認した。

　これらの作業を行う中で，いくつかのコーピング方略に関する質問が，因子のまとまりや一貫性を低下させていることが発見された。詳しく検討したところ，質問文の意味が曖昧であったり，男性と女性で回答パターンが異なったりすることが理由だとわかった。このような項目の存在は好ましくないので（男性版と女性版と2種類のBSCPができることも避けたいので），第三段階として，質問項目を修正しては再使用してみる，というバージョンアップ作業を行った。

　以上のような作業サイクルを数回繰り返してコーピング特性簡易尺度（BSCP）Ver.3を作成し（影山他，2005a），その後わずかな改訂を加えた最終版Ver.3.1を作成した（影山，2011）。ただし，Ver.3とVer.3.1では1項目の表現がわずかに違うだけなので，この間にVer.3

を用いて蓄積されてきた知見はほぼそのままVer.3.1にも当てはまると考えてよい。Ver.3.1を小改訂した理由については後で述べることとし，Ver.3.1自体の概略を次節で紹介する。

2.8. BSCP最終版のあらまし

BSCP最終版（Ver.3.1）では，図2-10の教示文に続いて，6つの下位尺度（表2-3）それぞれを構成する質問が3つずつ，計18項目の質問が並んでいる（巻末付録参照）。下位尺度得点はいずれも，得点が高いほど，ふだんそのようなコーピング方略を用いることが多いことを意味する。第一の尺度は「積極的問題解決」というコーピング方略を，第二の尺度は「解決のための相談」を表し，これらはエンドラーの言う課題志向型対処に相当する。第三の尺度は「気分転換」，第四は「視点の転換」，第五は「他者を巻き込んだ情動発散」，いわば八つ当たりを表す。これら3つはエンドラーの言う情動志向型対処に相当する（Endler他，1990a）。最後の尺度は「回避と抑制」，つまりがまんと先送りである。

なお，一つ前のバージョン（Ver.3）では下位尺度「視点の転換」を構成する項目に「問題のよい面だけを考える」があったが，これはVer.3.1で「問題のよい面を考える」という表現に修正された。こ

表2-3 ■ BSCP最終版の6尺度

①積極的問題解決
②解決のための相談
③気分転換
④視点の転換
⑤他者を巻き込んだ情動発散
⑥回避と抑制

れ以外の17項目は，両バージョンともまったく同一である。また，BSCPの開発過程では，6つの下位尺度の呼称も改訂されたので，Ver.3以降とそれ以前のバージョンではいくらかの差異がある。それから困ったことに，原作者以外の研究者がBSCPを使用した際，下位尺度の呼称を勝手に変更して論文を書いてしまった例がある。このため，一部の論文や報告書には，図2-12と異なる下位尺度名がみられることに注意を要する。

では，BSCPの信頼性と妥当性に関する基礎データを紹介する。BSCPの下位尺度の信頼性と妥当性が確認できなければ，実用に耐えない。信頼性については前章で説明した。妥当性とは，その尺度が「本当に測りたいもの」を測定しているかどうか，ということである。信頼性が低ければ妥当性は必ず低い。信頼性と妥当性はそれぞれ，いくつかの方法で検証される。

まず，BSCP下位尺度ごとのCronbachの信頼性係数を図2-12に示す。Cronbachの信頼性係数（Cronbachのα係数とも呼ばれる）とは，各尺度の内的一貫性を示す指標で，理論上は0以上1以下の値をとる。この値が大きいほど一貫性が高く，一般には0.8以上あれば十分な高さであり，用途によっては0.6以上でも実用に耐えることが

	影山 (2004)	Tomotsune (2009)	Kageyama (未発表資料)
積極的問題解決	0.69	0.86	0.87
解決のための相談	0.76	0.80	0.83
気分転換	0.69	0.79	0.82
視点の転換	0.75	0.72	0.79
他者を巻き込んだ情動発散	0.68	0.76	0.78
回避と抑制	0.76	0.76	0.82

図2-12 ■ BSCP下位尺度の信頼性係数

下位尺度の相関係数

	A)	B)	C)	D)	E)	F)
A) 積極的問題解決	1.00					
B) 解決のための相談	**0.47**	1.00				
C) 気分転換	0.15	0.23	1.00			
D) 視点の転換	0.33	0.31	**0.34**	1.00		
E) 他者に感情をぶつける	-0.05	0.04	0.16	0.01	1.00	
F) 回避と抑制	-0.09	-0.11	0.19	0.13	**0.37**	1.00

(Kageyama, 未発表資料)

図2-13 ■ BSCP尺度の間の相関係数

ある。また，質問項目数が多いほど値は大きくなることが，理論的にわかっている。図2-12で，第一のデータはVer.3開発時のもの（影山他，2005a），第二はTomotsuneら（2009）が報告した筑波研究学園都市の労働者7000人の調査結果（Ver.3），第三のデータはVer.3.1を用いて同じ地域の労働者群を調査した結果である。以下，便宜上，第二の回答者群を標準集団1，第三の回答者群を標準集団2と呼ぶことにする。これらを見ると，BSCP下位尺度はそれぞれわずか3項目から成るにもかかわらず，信頼性係数は0.68〜0.87であり，厳密性よりも簡便さと使いやすさを追求するという開発目的（図2-9）に照らせば，十分満足すべき内的一貫性が得られた。

次に，BSCPの6つの下位尺度は，互いにまったく独立（無相関）というわけではない。標準集団2（Ver.3.1）を例に取ると，6つの下位尺度得点の間の相関係数は図2-13のようになっており，標準集団1（Ver.3）でもほとんど同じ結果が得られている。相関係数は理論上−1以上1以下の値を取り，0であれば無相関，1に近いほど強い正相関（一方が大きな値になれば他方も大きな値になる傾向が強い），−1に近いほど逆相関が存在することを示す。この結果から三つのこと

がわかる。

① 「積極的問題解決」と「解決のための相談」の間には中程度の正相関がある。エンドラーが課題志向型コーピングと呼んだコーピング方略に対応する（Endler他，1990a）。
② 「他者を巻き込んだ情動発散」と「回避と抑制」にも，弱い正相関がある。ラザルスが情動中心型コーピングと呼んだコーピング方略のうちの2つである（Lazarus & Folkman, 1984）。
③ 「気分転換」と「視点の転換」にも弱い正相関がある。エンドラーが情動志向型コーピングと呼んだコーピング方略のうち2つだが，認知的な対処という意味で共通している（Endler他，1990a）。

　これと同様のデータは，標準集団1や高屋ら（2010）の報告でも得られている。以上の調査結果から，ラザルスとエンドラーがそれぞれ提案してきた理論を折衷したような結果が確認された。つまり，A）BSCPの項目間のまとまり（類似性）や，B）下位尺度（または構成因子）の間の相関は当初の想定や先行する理論と一致しており，C）異なる職場で繰り返し調査をしてもその結果は安定しているということだ。専門的に言えば，Aは尺度の信頼性を内的一貫性という観点から支持する結果であり，BとCは尺度の妥当性を構成概念妥当性という観点から支持する結果である。

　最後に，標準集団2（Ver.3.1）における，下位尺度ごとの得点分布を示す（図2-14）。18項目はそれぞれ1〜4点に得点化されるので，3項目ずつで構成する下位尺度の得点は，それぞれ3〜12点の範囲をとる。下に示す結果は標準集団1（Ver.3）とほとんど同じであり，当面の参照値として使えるだろう。図2-14の2列目は，それぞれの尺度の平均点と標準偏差を示す。標準偏差とは，値のばらつきの大きさを示す統計学的指標である。3列目の90%レンジとは，上記集

下位尺度の得点分布

	平均 (標準偏差)	90%レンジ	下位(上位) 25%
積極的問題解決	9.6 (2.1)	6-11	<9
解決のための相談	8.0 (2.4)	5-11	<6
気分転換	7.6 (2.5)	5-11	<7
視点の転換	7.7 (2.3)	5-11	<6
他者を巻き込んだ情動発散	4.4 (1.7)	4-6	>5
回避と抑制	6.4 (2.1)	4-10	>7

(Kagayema, 未発表資料)

図2-14 ■ BSCP尺度の得点分布

団では90%の人の得点がこの範囲に収まったという意味で、これより高得点(低得点)の人はそれぞれ5%に満たないということになる。4列目は、例えば「積極的問題解決」の場合、「得点が9点未満の人は上記集団で下位25%に属する」ということを表している。次章で詳しく説明するように、「積極的問題解決」から「視点の転換」までの4尺度については、"得点が低すぎる人は、そのようなコーピング方略をもう少し活用してもよいのではないか？"と思わせるデータが得られている。他方、「他者に感情をぶつける」「回避と抑制」の2つについては、"得点が高すぎる人は、そういうコーピング方略に頼りすぎることなく、他のコーピング方略ももう少し活用してもよいのではないか？"というデータが得られている。25%値などの数字は、これらの個人得点を評価する際の目安として、25%値などを使おうという趣旨である。

3

BSCPでわかったこと

3.1. BSCPを使ってわかりそうなこと

　もしも労働者のコーピング特性を適切に評価できたとしたら，例えば次のような仮説が検証できるはずだ。まず，2.5.で述べたようにどのようなコーピング方略が好ましいかは状況依存的であり，BSCPの6尺度の得点も，どれが高ければ良いとか悪いとかいうことを，一概に決めつける根拠はない。しかし，一般論として考えると，状況を変えるだけの能力や条件が備わっている場合には，課題志向型のコーピングが有効なことが多いだろう（Eysenk, 2000）。つまり，成人（社会人）であれば，課題志向型の2尺度得点がある程度高く，「回避と抑制」得点は高すぎないほうがよいように思われる。一方，コーピングに成功（失敗）する体験を重ねることは，その人の自己効力感や自尊感情の形成に影響する可能性があり，それがさらに一次認知評価の形成に影響する可能性も考えられる。したがって，トランス・アクションモデルで便宜上分けて考えてきた二次認知評価（コーピングのしかた）と一次認知評価（状況認知のしかた）は，個人レベルでは相互に関連し合って発達することが考えられる。そこで，もしその人が今までに獲得してきたコーピング方法では対処しきれないような局面を観察できれば，一次認知評価と二次認知評価の発達の実際について，手がかりを得られる可能性がある。

　そこで第3章では，これまでにBSCPを使って，コーピング特性とストレスマネジメントについてわかったことを紹介する。その多くは労働者についてのデータであり，半分はBSCPの開発にあたって日本学術振興会科学研究費助成金により行った研究成果（影山他，2005a），もう半分はその後に学会や学術雑誌上で発表された研究成果のレビューである。

3.2. コーピング特性の男女差および年齢との関連

コーピング特性に男女差はあるのだろうか？ 直感的にはありそうな気もするが，標準集団1のデータを見ると（**図3-1**）どのBSCP下位尺度でも平均値の男女差は0.5ポイント足らずで，これは**図2-10**の選択肢で言えば1段階にも満たない差ということになる。つまり，BSCP尺度で見るかぎり"コーピング特性の男女差はきわめて小さい"（ただし標準集団1はデータ数が非常に多いために，いくつかの下位尺度については，統計学的検定を行うと「差がまったく無いとは言えない，女性の方がわずかに高得点らしい」という，いわゆる統計学的有意差が認められる）。男女差が小さいというこの結果は，他の方法でコーピング特性を検討したNagaseら（2009）の研究とも一致する。ただし注意しなければいけないのは，この結果では"同じ職場で働いている人々を比べたら男女差が小さかった"のであって，例えば働い

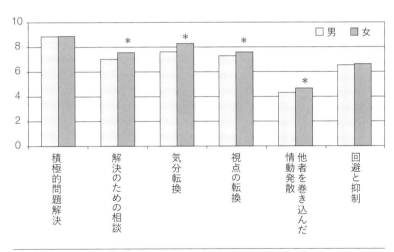

＊統計学的検定で女性が有意に高得点　　　　　　　　　　　（Tomotsune, 2009）

図3-1 ■ BSCP得点の男女差

ていない人や学生については検討していない，ということだ。成人では男性より女性に無職の人が多いので，一般女性の傾向のように見えることと，無職の人の傾向のように見えることは，慎重に区別しなければならないことになる。今後の課題の一つである。実際，吉田ら（2014）は病院看護師に限定して調べた結果，男性看護師は女性看護師に比べ，「他者に感情をぶつける」「回避と抑制」の二つの下位尺度得点が高く，「解決のための相談」得点が低かったと報告している——この結果は，労働者一般とは異なっている。

　男女差に関連してもう一つ，重要な留意点を述べる。注意深い読者は，Ver.3.1の「他者を巻き込んだ情動発散」に相当する質問項目を見て"なぜ八つ当たりのような望ましくないコーピング方略の項目しかないのだろう？""表2-2で当初想定した「愚痴をこぼす」という質問がなぜないのだろう？"と気づいたかもしれない。確かにBSCPの初期バージョンには，「解決にはならないとわかっていても誰かに気持ちを聴いてもらう」という項目が含まれていた。ところが基礎検討を進めるうちに，この項目の位置づけには男女差があり，なかなか扱いにくいやっかいな問題をはらんでいることが明らかになってきたのだ（影山他，2005a）。

　男性の場合，上の「誰かに気持ちを聴いてもらう」という項目は「八つ当たり」のようなコーピング方略と相関が高く，「解決のための相談」とは相関が低かった。因子分析をしても「他者を巻き込んだ情動発散」と「解決のための相談」は明瞭に区別できた。ところが女性の場合，「誰かに気持ちを聴いてもらう」という項目は「八つ当たり」とも「解決のための相談」とも相関があり，両者の中間に位置していた。つまり，女性では，「八つ当たり〜愚痴〜解決のための相談」の三者を分かちがたい連続的なコーピング方略として位置づけている人が多いのだ。考えてみれば確かに，愚痴をこぼしているうちに"しゃべっただけで気持ちがすっきりする"ことはあるし，同時に"話しているうちに頭の整理がついて問題が見えてくる"うえに，"聞き手からも有益な助言がもらえる"ということはありそう

だ。「誰かに気持ちを聴いてもらうこと」は，それだけ多義的で強力なコーピング方略だと言えるかもしれない。この強力なコーピング方略を活用せず，一人で抱え込む傾向が男性に強いことを，男性に自殺が多い（女性の3倍以上）理由として推測する自殺対策専門家もいる（河西，2009）。

こうした男女差をめぐる事実はたいへん興味深いのだが，しかしBSCPに「愚痴」のような項目を入れることは，統計学的に言えば"男女で因子構造が異なる質問紙を作る"ことになってしまう。そうすると回答結果の評価方法も男女二通りになってしまう可能性があり，実用上とても不便になる。そこでやむを得ず，BSCPから「愚痴」に関する質問項目を割愛することにした。このことは，BSCPの使用にあたり意識しておいた方がよいだろう。使用目的によっては，「解決にならなくても誰かに気持ちを聞いてもらう」という項目を追加してもよいかもしれない（下位尺度得点計算には用いないことにして）。なお，片岡ら（2010）がBSCPを使って病院看護師集団（おそらく女性が多い）を調査した研究でも，「解決のための相談」と「他者を巻き込んだ情動発散」が"別次元のことである"（つまり，互いに相関がない）と報告されており，BSCP作成時の上記の意図は達成されていると考えてよい。

他方，コーピング特性と年齢との関係はどうだろうか？　標準集団1でみると，BSCPのどの下位尺度でも，年齢が高くなるほど得点が低くなる傾向にある（図3-2）。つまり全体としてみると，あたかも，年齢が上がるにつれにコーピング方略の"持ち札"のバリエーションが縮小するように見える（Tomotsune他，2009）。これはあくまで一時点での横断的なデータなので [▶注6]，この調査で20歳代だった人が将来40歳，50歳となるにつれてBSCP得点が低下してゆくの

[▶注6] 一般的に，上記二つの研究のように一時点で観察したデータ（横断的データ）において要因XとYに相関関係があったとしても，"よってXが原因でYが結果だ"とただちに解釈してはならない。原因と結果が逆の可能性もあるし，XとYに共通の原因Zがあるため，XとYに見かけの相関があるのかもしれない，

か，それとも図3-2のデータは生まれた時代による差を示しているだけなのか，ということは断言できない。ただし後で示すように，定年を前にしたサラリーマン集団を数年間追跡したデータでは（久保他，2011），時間の経過とともにすべてのBSCP得点が低下する傾向にあったので，加齢がコーピング特性に影響している可能性は大いに考えられる。つまり，年齢が高くなるにつれコーピング方略の柔軟性が失われ，その人に固有の方略しか使わなくなる人がいる，という仮説である。

　もっとも，特定の職種に注目した場合には，年齢とコーピング特性の関係にも，その職種に特有の事情が影響してくることは考えられる。たとえば，離職者が比較的多い職場では，その職場に適応できるタイプの人だけが残る結果，ベテランほどタフで健康的な人が多いように見えることがある（ヘルシーワーカー効果と言う）。高橋ら

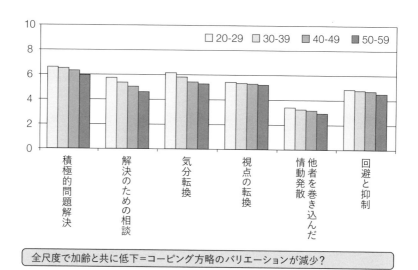

(Tomotsune, 2009)

図3-2 ■コーピング特性と年齢の関係

(2014)による病院看護師集団の調査結果などはおそらくその一例で，経験3年以下の若い看護師は「積極的問題解決」得点が低く，経験が長くなるほど「気分転換」得点が低くなり，経験10年以上のベテランでは「視点の転換」得点が高い一方で「解決のための相談」得点が低かった，と報告されている。病院看護師という仕事は現場に出て初めて学ぶ事柄が多く，しかも比較的若いうちから自分で判断することが要求され，他方で交替勤務のため気分転換しようにも時間的制約が大きいという特徴がある。このため，困難を自分で解決しようという志向性が低い人は，早期離職しやすいという可能性がある。また，気分転換には時間やお金がかかることが多いので，若く未婚の人のほうが実行しやすいという可能性もある。さらに，長期にわたって看護師を続けられた人には，周りに相談しなくても自己判断できる経験知があり，困難やつらいことに遭遇しても視点を切り替えて乗り切ってきた人が多い，という可能性も考えられる。もしこれらの推測が正しければ，若年看護師のうち特にコーピング特性が偏った人たちに焦点を当て，現職研修によってバランスの取れたコーピング方略を獲得させることで，離職を減らすことができるのではないかという仮説も立てられる。

　また，上原ら（2011）はさまざまな公立学校の養護教諭364人について，BSCPによりコーピング特性を調べている。この結果によると，「積極的問題解決」「解決のための相談」という問題焦点型コーピングの下位尺度得点は，養護教諭経験が5～10年の比較的若い群で最も高く，経験20年以上のベテランでは低かった。また，「回避と抑制」得点は，経験20年以上の養護教諭で特に高かった。この研究ではBSCPの項目別にも年齢の関係を見ているところが興味深い。上記結果に加えて，「旅行・外出など活動的なことをして気分転換する」という項目では，経験年数が短い養護教諭ほど頻繁に行っていることも示唆された。若い養護教諭はアクティブでフットワークが軽いのに対し，ベテランの養護教諭は問題解決志向が低く消極的にも見える。

一方，深谷ら（2011）は障害者福祉従事者1,173人のコーピング特性をBSCPで調べた結果，「解決のための相談」「他者を巻き込んだ情動発散」得点は50歳代で低いこと，「気分転換」得点は20歳代で高く「回避と抑制」得点も若いほど高いこと，および「視点の転換」得点は若いほど低いことを報告している。ただし，看護と同様に福祉労働も経験と熟練が重要な職種なので，若い職員と中年の職員では遭遇する困難の性質が違うことが想像できる。したがって，上の結果を単純に加齢による変化と解釈するのは不適切かもしれない。ただ，この集団と標準集団1との差異が目立った「視点の転換」について見ると，自分の価値観ではなく福祉援助の対象者（クライアント）の価値観での判断を求められる福祉の仕事では，職務経験が長く熟練しているほどいろいろな視点から状況を考えられるようになり，「視点の転換」というコーピングをふんだんに使えるようになるのかもしれない。

　このように，コーピング特性と年齢との関係は職種によって異なっている可能性があるが，まだ限られた職種でしかデータが得られていない。このような関連の背景として長谷川（2008）は，「加齢とともに，有効でなかった対処や自分に合わない対処がそぎ落とされる」可能性と，「加齢とともに使い慣れたコーピングが固定化され，他の方法が動員されなくなる」可能性を挙げている。実際にはこの他に，職種によってはヘルシーワーカー効果も作用して，年齢とコーピング特性が関連するように見えているのだろう。

3.3.　コーピング特性と職業

　コーピング特性と職業には関連があるだろうか？　筑波研究学園都市の労働者（標準集団1）のBSCP得点（Tomotsune他，未発表資料）を，職種別に比較した結果を図3-3に示す。職種による平均得点の差は大きくないが，あえて言えば，研究職の人は，問題焦点型および視点の転換というコーピング方略を多用しているように見える。

これと同様のデータは，別の研究で富永ら（2012）も報告している。

ただし，前記のようにこれは横断的に得られたデータなので，問題解決指向が強く視点の転換を多くする人が研究職という道を選ぶ傾向にあるのか，そのような人が選ばれて研究職として配属されているのか，研究職の業務ではそういうコーピング方略が多く要求されるので日頃から多用しているのかは，このデータから断定できない。おそらく現実には，どの推論もある程度まで正しいように思われる。

なお，コーピング特性と職位に関連があることも，容易に想像できる。例えば，深谷ら（2011）は障害者福祉業務に従事する人と管理職・中間管理職・一般職に分けて，BSCPによりコーピング特性を比較した。その結果，管理職にある人は「積極的問題解決」「解決のための相談」「視点の転換」得点が高く，「気分転換」得点が低かっ

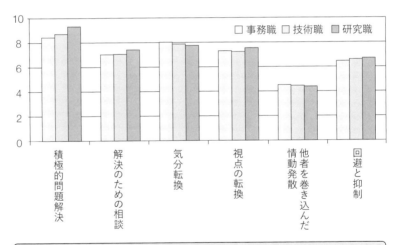

職種による差は小さいが，研究職は問題焦点型や発想転換というコーピング方略を使うことが多い？

（Tomotsune，未発表資料）

図3-3 ■職種別にみたコーピング特性

たという。これは，そのような特徴をもつ人が管理職に選ばれたという面と，管理職という業務の特性上このような対処が頻繁に求められるという面が影響している他，管理職は比較的年齢が高いということも影響しての結果だろう。

3.4. 首尾一貫感覚とコーピング特性

　コーピング特性は，その人のパーソナリティとか性格と呼ばれるものと関係があるのではないか，という仮説は当然考えられる。この点について系統的に調べ上げた研究はまだないが，BSCPとの関連がもっとも詳しく検討されている個人特性は，首尾一貫感覚（Sense of Coherence, SOC）[▶注7]だ。首尾一貫感覚と言われてもわかりにくいかもしれないが，いわば"世界に対するある種の向き合い方"であって，生きる力・しなやかさ・したたかさの源泉となる感覚ともいえる（Antnovsky, 1987）。そこで首尾一貫感覚を"ストレス対処

[▶注7] 第二次世界大戦中にユダヤ人はナチスによって迫害され，強制収容所へ送られたり集団虐殺されたりした。そこから奇跡的に生還して，戦後イスラエル共和国に移住した人たちの中には，戦時中の過酷な体験が心的外傷（精神的トラウマ）となり，長期にわたり精神のバランスを失った状態が続いた人たちが多かった。ところが，彼らの健康調査をしていたユダヤ系研究者アントノフスキーは，この移民の中に心の健康を回復している人が少なくない，それどころか"予想外に多い"，という事実を発見した。そのような回復者の特徴を調べるうちに，彼らの共通項として浮かび上がってきたのが首尾一貫感覚だった。この感覚は，ストレスフルな状況にあってもなお，①自分は状況をよく把握していると感じ（把握可能感），②状況に何とか対処することができそうだと感じ（処理可能感），③この困難な状況にも何かしらの意味があると感じる（有意味感），という三つの要素を含んでいる。そもそもユダヤ民族（イスラエル民族）とは，2500年以上も昔に国を失って離散を余儀なくされた民であり，その後2500年間一貫して"イスラエルの民は，唯一の創造者である神に選ばれ祝福された民であるはずなのに，なぜ国を失い，ローマ帝国やナチスに迫害されなければならないのか？"と問い続けながら，それでもなお唯一神への信仰（＝ユダヤ教）を棄てなかった人のことである。このような苦難の歴史と，絶望の淵から神に呼びかけ希望を見出そうとした信仰者について記したのが，聖書という書物である。このように"絶望的に見える状況にも何かしら神の深い計画があるのに違いない""神の目に正しいと映る人は，きっと最後に救われるはずだ"と疑わない信仰と，首尾一貫感覚とは，近いものであることがわかる。首尾一貫感覚という考え方がユダヤ系研究者によって提唱されたのは必然的なことだろう。

力"と呼ぶ人もいる。ピッチャーがどういう球を投げるかという話ではなく，そのピッチャーの基礎的な身体能力のようなものをイメージしてもよいだろう。

　この首尾一貫感覚を鍵概念として，アントノフスキーは健康生成論を提唱した。健康生成論とは，"病気になる要因を減らすこと"だけでなく"健康を維持増進する要因を強めること"を重視する考え方で，その鍵が首尾一貫感覚だというのである。

　ここでもちろん，ユダヤ教の信仰がない人々についても，首尾一貫感覚を考えることはできる。日本では，首尾一貫感覚という概念と，これを評価するための質問紙が，主に山崎ら（2008）の仕事を通して紹介されている。そして実際，日本での多くの研究においても，首尾一貫感覚が健康の維持増進に寄与するということが確かめられている。ではいったい，目に見えない首尾一貫感覚が，どのようにして健康に好影響を与えているのだろうか？

　BSCPの下位尺度得点と首尾一貫感覚得点との関連については，標準集団1（Tomotsune et al. 2009）および2でも，また益子ら（2011）の調査でも，ほぼ同じ結果が得られている。ここでは標準集団2のデータを紹介する（図3-4）。首尾一貫感覚の高い人は，八つ当たりや回避的な対処を使うことが少なく，発想・価値観を切り替えるコーピング方略や，問題焦点型のコーピング方略を多く使う傾向にある。BSCPの18項目それぞれを別々に検討しても，首尾一貫感覚との相関は上に述べた通りであった。なお，益子ら（2011）がBSCPVer.3を用いて行った調査では，BSCPの各項目と首尾一貫感覚との相関について"項目間でバラツキがあった"と報告されているが，少なくともVer.3.1つまり標準集団2ではそのようなバラツキがなかったということである。また山住ら（2011）も，新卒看護師の首尾一貫感覚と関連する要因を多面的に調べることにより，同様の結果を報告している。つまり，首尾一貫感覚が強い人ほど，BSCPの「視点の転換」得点が高く，「他者を巻き込んだ情動発散」得点は低かったという。

	相関係数
積極的問題解決	0.17**
解決のための相談	0.21**
気分転換	0.00
視点の転換	0.25**
他者を巻き込んだ情動発散	-0.31**
回避と抑制	-0.36**

SOC=1)把握可能感，2)処理可能感，3)有意味感の持続的確信で，健康の維持増進に寄与

(Kageyama，未発表)

図3-4 ■コーピング特性と首尾一貫感覚（SOC）

　ここで，首尾一貫感覚と関連があった問題焦点型や「視点の転換」のようなコーピング特性は，後で述べるように，心の健康度と相関があり，適切なストレスマネジメントを行う力を表すと考えられる。したがって，状況に応じてそのようなコーピング方略を採用できる"基礎力""地力"に相当するのが首尾一貫感覚だ，という推測はおおよそ当たっていると思われる。他方，首尾一貫感覚を伸ばそうと思っても，どうやったら伸ばせるのかぴんと来ないが，もしかしたら，目に見えるコーピング特性を修正することから始めて，"状況に適切な対処をし，困難を乗り切る経験"を積むことにより，自信を獲得し，首尾一貫感覚が増進するのかもしれない。

　このこととの関連を連想させる研究として，老子ら（2008）はコーピング特性と首尾一貫感覚との関連に，微妙な男女差があることを報告している。彼らは公務員（男936人，女442人）について，BSCPVer.3の「問題の積極的解決」「解決のための相談」「視点の転換」の合計点（かりに"問題解決型対処"得点と呼ぶ），および「気分転換」「他者を巻き込んだ情動発散」「回避と抑制」の合計点（かり

に"情動中心型対処"得点と呼ぶ)のそれぞれと,首尾一貫感覚との関連を検討した。その結果,男性では"問題解決型"得点が高いほど首尾一貫感覚が高かったが,女性では"問題解決型"得点と"情動中心型"得点がそれぞれ独立して首尾一貫感覚と正の相関を示したという。彼らはこの結果から,「情緒的な支援(感情の傾聴)や対人関係の改善を通して,仕事上の種々の問題を主体的に解決することを継続的に推進していく組織作りが重要」だと結論している。このようにBSCP下位尺度得点を三つずつ合計する処理は老子の研究に独特の方法であり,下位尺度を別々に取り扱った場合にどのコーピング特性が首尾一貫感覚と強く相関しているのかは不明だが,興味深いデータといえよう。

3.5. 性格とコーピング特性

他方,首尾一貫感覚以外の性格やパーソナリティと,BSCPとの関係はどうだろうか? そうした研究はまだ少ないが,いくつかの報告を紹介する。

一つ目はBSCPの開発過程で得られたデータで(影山他,2005a),某自治体の管理職161名(主に40〜50歳代の男性)を調査した結果である(図3-5)。コーピング特性の評価にはBSCPVer.2を用いたが,測定されたコーピング特性はVer.3.1とほぼ同じと考えてよい。コーピング特性との関連を比較した性格特性は2種類で,一つは几帳面な性格(過度に几帳面な人はうつ病になりやすいと言われる),もう一つは人目を気にしてびくびくする傾向だ。性格の評価には,宗像(1995)が提案した「几帳面尺度」と「神経質尺度」を用いた。この結果が示しているのは,①几帳面さは「積極的問題解決」と弱い正の相関があり,②人目を気にしてびくびくする傾向は「回避と抑制」と弱い正の相関がある,ということだ。

いずれも強い相関ではないので慎重に解釈すべきだが,ある程度うなずける結果ではないだろうか。結果①が示しているのは,几帳

	几帳面尺度	神経質尺度
積極的問題解決	0.20*	0.06
解決のための相談	0.09	0.10
気分転換	-0.00	0.04
視点の転換	-0.05	-0.11
他者を巻き込んだ情動発散	0.15	0.15
回避と抑制	0.14	0.30***

BSCPはVer.2を使用，几帳面尺度，神経質尺度は宗像（1988）による

数値は相関係数（N＝161） （影山，未発表資料）

図3-5 ■管理職のコーピング特性と几帳面尺度・神経質尺度の相関

面な人は何らかの課題に遭遇すると，その課題を完遂しなければ「気が済まない」と感じやすいので，とことんやり遂げようとするということだ。しかし実際には，常に完璧というわけにはゆかないだろう。だから過度に几帳面な人は，課題を完璧にやり遂げられない経験をきっかけとして，うつ病になることが多いと言われる。一方，結果②で「人目を気にする」というのは，自信がなく，自分の不完全さを他人に知られるのを恐れるということだ。こういう性格と関係深い「場面や状況に関係なくいつも感じる不安」のことを，特性不安ということがある。特性不安が強い人は回避型・情動志向型対処を多く使う傾向にあることが，エンドラーらの研究で明らかになっている（Endler他，1990a）。これと一致するのが②の結果といえそうだ。

　二つ目のデータは，近村ら（2007）が看護学生の小集団を調査した報告だ。看護学生の性格は，YG性格検査というツールで評価した。この結果からは，三つのことが読み取れる（**図3-6**）。①問題解決志向が強い看護学生には，抑うつ的な性格傾向がある。これは，**図3-5**で「問題解決指向が強い管理職は几帳面な傾向にあった」ことと，過度に几帳面な性格はメランコリー親和性性格とも呼ばれて

YG下位尺度	相関係数
積極的問題解決	vs抑うつ	0.42*
	vs主観的	0.40*
解決のための相談	vs非協調的	-0.39*
他者を巻き込んだ情動発散	vs社会的不適応	0.45*
	vs主観的	0.44*

(近村, 2007；N＝28)

図3-6 ■看護学生のコーピング特性とYG性格検査の相関

いる事実を想起させる。看護という仕事では，病状が改善しない患者のケアなど「解決できない問題」に遭遇することが多い。そういう場合に，過度に問題解決指向が強い看護師は抑うつ状態になりやすいのではないか，ということが心配になる。②YG性格検査で"社会的不適応"と呼ばれる傾向が強い人は，「他者を巻き込んだ情動発散」つまり八つ当たりというコーピングを多用する傾向にある。これはよく理解できる結果だろう。③YG性格検査で"主観的"と呼ばれる性格は，"思い込みが強い"と言い換えてもよい。そのような人は，積極的問題解決を多く使うが，同時に八つ当たりも多く使っていることがうかがえる。この結果から目に浮かぶのは，自分の思い込みで"こうするのが良い道だ"と決めつけて突進的に行動するものの，思慮が浅いためうまくゆかず，周りへの配慮も足りず衝突してしまう看護学生の姿だ。

　三つ目のデータは，前田ら（2008）が新人看護師（女性が多い）に対する二度の調査から得たもので，一度目は4月に新採用となった看護師261人を6月の時点で調査，二度目は別の新人看護師403人を9月の時点で調査したものだ。これらの調査では，BSCPで評価したコーピング特性と，自尊感情との関連を調べている。自尊感情の定義にはさまざまな意見があるが，ここではRosenbergの見解に従い

	一度目の調査の相関数係	二度目の調査の相関係数
積極的問題解決	0.25**	0.22***
解決のための相談	0.19	0.24***
気分転換	0.10	0.24***
視点の転換	0.30***	0.35***
他者を巻き込んだ情動発散	-0.08	-0.05
回避と抑制	-0.20**	-0.19***

自尊感情＝自分がもつ価値基準に照らした肯定的な自己評価

(前田他, 2008；N＝261/403)

図3-7 ■新人看護師の自尊感情とコーピング特性

「他者との比較でなく自分がもつ価値基準に照らした肯定的な自己評価」と定義する。この意味での自尊感情を測定する方法として，Rosenbergの自尊感情尺度を星野（1970）が訳したものを用いている。二度の調査の結果はほぼ同じで（図3-7），自尊感情が高い人ほど，BSCP下位尺度のうち「問題の解決」「視点の転換」得点が有意に高く，「解決のための相談」「気分転換」得点も高かった。反対に，自尊感情が低い人ほど「回避と抑制」得点は高いこともわかった。新人看護師は職場でたいへんな状況にあることが多く，高ストレス集団として知られているので，労働者全体を代表する集団とは言えないが，それでも上の結果はほぼ予想通りのものだ。つまり，自分を肯定できない人は問題解決指向が弱く，かといって情動焦点型対処を多くするわけでもなく，回避的な行動を選びがちな傾向がうかがえる。しかしまた，積極的な対処を行った結果としてストレス反応が低減すれば，それが一種の自信をもたらし自尊感情を高める，という逆の因果関係も考えられる。

3.6. コーピング特性と対人関係

　性格と密接に関係する個人特性として，人との関わり方，人間関係の持ち方がある。ただし，パーソナリティが変わらなくとも，対人行動を学習によって変えることはいくらかできる。一方，BSCPにも「解決のための相談」や「他者を巻き込んだ情動発散」という下位尺度があるように，ある種のコーピングは他者との関係性の中で営まれる。したがって，コーピング特性と対人関係の持ち方に，何らかの関連があることは予想できる。

　対人関係の持ち方はいろいろな観点から説明できるが，とくに職場のストレスマネジメントという観点から興味深いのは，コミュニケーションの様式（自己表現様式）に注目したアサーション理論だ。英和辞典でassertionという単語を引くと「自己主張」などと説明があり，たとえば"当然の人権を主張すること"もアサーションなのだが，アサーション理論では必ずしも「自分の考えを強く打ち出して他人を従わせること」をアサーションと呼ぶのではない。この理論の第一人者である平木（2009）は，次のようにわかりやすく説明している。

　自分が他者に何かを求めたいとき，典型的なコミュニケーションの様式（スタイル）が三つある。第一は攻撃的な自己表現で，自分のことばかり考えていて相手に配慮しないスタイルと言える。上司がこのスタイルで部下を叱責すれば，パワーハラスメントにもなりかねない。第二はノンアサーティブな（非主張的な）自己表現で，相手に気をつかいすぎるあまり何も言えない，結果的に自分ばかりが苦しい思いをすることになりやすい。第三がアサーティブな自己表現で，これを平木は"さわやかな自己表現"とも言い換えている。言いたいことは言うが，相手も傷つかないような配慮を加え，相手も自分もOKとなるようなコミュニケーションのスタイルだ。これら三つのコミュニケーション様式を相手によって使い分け，たとえ

ば強い者にはへつらうが、弱い者には居丈高になる、という人もいる。以上がアサーション理論の要点だ。

さて石本ら（2004）は、総合病院の看護師を対象とした研究で、上のような自己表現様式とコーピング特性との関連を検討している（図3-8）。それによれば、"同僚や医師に対して攻撃的な自己表現を多く使う傾向"は、BSCPの「他者を巻き込む情動発散」得点および「回避と抑制」得点と、いずれも正の相関があったという。だが、"同僚や医師に対してさわやかな自己表現をする傾向"や"患者にたくさん気づかいする傾向"と、BSCP得点との関連は見られなかった。「他者を巻き込む情動発散」とは八つ当たりしやすい傾向を表すので、これが攻撃的な自己表現と関連することは理解できる。だがなぜ、「回避と抑制」というコーピング特性も攻撃的な自己表現と関連していたのだろうか。もしかしたら、同僚や医師に言いたいことも言えずじっとがまんしたあげく、あるとき急にキレるということかもしれない。他方、「回避と抑制」得点は非主張的な自己表現様式と関連がありそうに思える。だが上のデータの場合、"患者を気づか

病棟看護職のコミュニケーション様式とコーピング特性

アサーション理論に基づく
3つのコミュニケーション様式
- 同僚・医師へのさわやかな自己表現
- **攻撃的自己表現**
- 患者への気づかい

BSCPで測定した
コーピング特性
- 積極的問題解決
- 解決のための相談
- 気分転換
- 視点の転換
- **他者に感情をぶつける**
- **回避と抑制**

ともに正相関

（石本, 2004）

図3-8 ■コミュニケーション様式とコーピング特性

う"ような自己表現様式はおそらく"多くの看護師にとって職業的に身についている"のであって，必ずしも非主張的な自己表現様式とは関係しないのだろう。もしも，"同僚や医師に対して気をつかい，ものが言えない傾向"を調べたならば，「回避と抑制」との関連が見られたかもしれない。

　この例のように，相手によってコミュニケーション様式が異なることは多い（もちろん，誰にでも分け隔てなく接することができる人もいる）。このため，個人のコミュニケーション特性を"測定する"ことは，なかなか難しい。だが，"職場の人間関係の問題"が労働者のストレス要因として重要である以上（図1-1），労働者の間のコミュニケーションのあり方に注目することは重要だろう。前記のように，これはパワーハラスメントの問題とも関連するし，上司が部下を育てるための関わり方にも関連する。コミュニケーション様式とコーピング特性の関係についても，まだまだ研究が必要だ。

3.7. コーピング特性と飲酒・喫煙

　コーピング特性について議論をすると，"お酒やタバコもストレス発散法として意義があるのではないか？"，という声をよく聞く。確かに人によっては飲酒や喫煙が気分転換の一方法になっているだろう（庄司，1992）。だが中には"仕事の接待で仕方なく飲む"とか"お酒そのものがおいしいと感じるから飲む"というように，ストレスコーピングとは言えないような飲酒もあるはずだ。

　実はBSCPでは，2.7.節で述べたように，飲酒や喫煙などの具体的なコーピング方略については質問せず，気分転換などの包括的なコーピング特性について質問している。そこで改めて，BSCPで評価したコーピング特性と飲酒・喫煙行動との関連について，実際のデータを紹介する。

　飲酒習慣とコーピング特性の関係を，一般的な地方公務員について調べた結果を図3-9に示す（影山他，2003）。飲酒全般ではなく「ス

トレス解消の目的でお酒を飲む」という行動に限定した場合，その頻度が高い人は，BSCPの「気分転換」と「他者を巻き込んだ情動発散」の得点が高くなっている。しかも詳しく分析すると，上記のような関連は，男性で，かつ，お酒を飲んでも顔が赤くならないタイプの人でしか認められなかった。つまり，女性や，飲酒するとすぐ顔が赤くなる男性では，「ストレス解消の目的でお酒を飲む」頻度とBSCP得点との関連はみられなかった。

この結果をどう考えたらよいだろうか。まず，飲酒時に顔が赤くなるかならないかは遺伝的な酵素活性の差で決まり，赤くなる人は"たくさん飲めない体質"に生まれついている（この体質は性別に関係ない）。だから，自分は飲んでもおいしくない，苦しいだけだ，という人も少なくない。そのような人は，ストレスフルな状況で気分転換や逃避をするとしても，わざわざ飲酒という方法を選ばず，他の方法で気分転換や逃避をしようとするはずだ。一方，ストレスフ

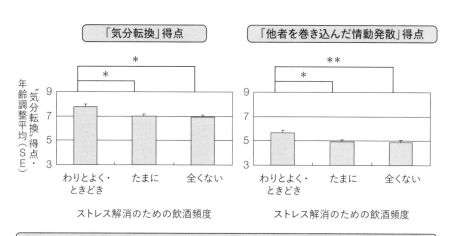

地方公務員 N=394　　　　　　　　　　　　　　　　　　　（影山，2003）

図3-9■ストレス解消のための飲酒の頻度とコーピング特性

ルな状況にある女性がストレス解消の目的でお酒を飲んだ場合,「女だてらに」といった厳しい目が周囲から注がれることを覚悟しなければならない(女声の飲酒が良いか悪いかという問題ではなく,日本の職場社会の伝統的な実態では)。その影響もあって,体質的には飲める(赤くならない)にもかかわらず,飲酒習慣をもたない女性も少なくない。結果的に女性は,ストレスフルな状況で「気分転換」をするとしても,飲酒以外の方法を選ぶ人が比較的多いのだろう。これに対して,飲める(赤くならない)体質の男性労働者の場合,ある程度の飲酒習慣が身についている人は多い。この人たちのうち,「気分転換」や「他者を巻き込んだ情動発散」など情動中心型のコーピングを多く使う人は,そういうコーピングの一環として"ストレス発散のために飲酒する"頻度も高くなるのだろう。

　ところで,アルコール依存になる人のほとんどは,飲酒しても赤くならない体質であり,かつ多量飲酒のきっかけは,やけ酒のような"ストレスへの不適切なコーピング"であることが多い。したがって,飲める(赤くならない)体質で情動中心型コーピングを多く使う人は,「視点の転換」や「解決のための相談」など他のコーピングも使えるよう"コーピングの幅を広げておく"ことで,ストレスからアルコール依存に陥るのを予防できる可能性がある。アルコールに限らず,薬物・ギャンブル・インターネット・ゲームなどにはまってぬけられない嗜癖(アディクション)の背景には,同じようにコーピング特性の偏りがある可能性が高い。アディクションからの回復を図るとき,BSCPを使ってコーピング特性の自己チェックをすることも,有益かもしれない。

　他方,喫煙とコーピング特性の関連については,まだデータが少ない。女性看護師集団を対象とした調査では,BSCP得点と喫煙頻度との相関はなく,喫煙者に限って分析してもBSCP得点とタバコ依存度との相関はみられなかった(Kageyama他,2005)。しかし,他の職業の女性や,男性についてはこれから検討が必要である。

3.8. コーピング特性と労働者が認知した職場環境

　ここからいよいよ，職場ストレスにコーピング特性がどう絡んでいるかについて，実際の職場調査のデータを紹介する。最初に検討するのは，労働者のコーピング特性と，その労働者が感じている職場内のストレス関連要因の関連だ。しかし，その前に少しだけ考えてみよう。

　本来，コーピング特性という個人特性は，職場環境から独立して存在し（図2-1），"たとえ職場が変わってもある程度持続する個人特性"として想定される。他方，労働者のコーピング特性とは無関係に，"誰にとっても忙しすぎる職場"や"どんな部下でも耐えがたい上司"という職場環境も，あり得る。理屈では確かにそうなのだが，しかし，もしコーピング特性に偏りがある労働者がいて，その人のコーピング特性では対処しがたい状況が職場には多かったとすると，その労働者にとっては"ストレス要因が解消せずどんどん蓄積する職場環境"と映るだろう（他の労働者にはそう思えないかもしれないが）。したがって現実には，ある労働者にとっての"職場のストレス関連要因の多少"は，その労働者のコーピング特性と弱い関連がある，という仮説が立てられる。視点を変えると，"職場のストレス関連要因の多少"を労働者の目から（質問紙の回答から）評価するとは，その労働者の"状況認知のしかた"というフィルターを通して職場を評価することだとも言える（2.2.参照）。図1-6でストレス過程について考えた際は，問題整理の便宜上，"状況認知のしかた"（一次認知評価）とコーピング特性（二次認知評価）とを分けて考えた。だが，実際の人間において両者は完全に独立（無相関）なのだろうか，むしろいくらか相関しているのではないだろうか。だとすれば，"状況認知のしかた"というフィルターを通して評価した職場環境と，コーピング特性との間にも，いくらかの相関があっておかしくない。以上の仮説を念頭に，実際のデータを見たい。

そこで，再び筑波地区の労働者の調査結果（標準集団1）を示す（図3-10）。ここでは，職場内のストレス要因やストレス媒介要因の量を，BSJSという質問紙で評価し，BSJSの下位尺度得点と，BSCPでみたコーピング特性得点との相関係数を求めた。

全体として，BSJSとBSCPの下位尺度の間に，高い相関は見られない。しかしよく見ると，①問題志向型対処のBSCP得点と，同じ労働者が認知した職場内のストレス緩和要因（コントロール度，達成感，同僚上司の支援）の量には正の相関があり，②BSCPの「視点の転換」得点と，職場内のストレス緩和要因にも正の相関がある一方で，③BSCPの「回避と抑制」得点と，労働者が感じている"人間関係ストレス"および"仕事の質的な難しさ"にも正の相関がある。①〜③の結果は，3.5.で紹介した前田ら（2008）の二度にわたる新人看護師調査でも，よく確かめられている。このうち①と②から，問題志向型対処や「視点の転換」を身につけている人は，仕事の上で無力感を覚えることが少なく（つまり高いコントロール度を感じ），仕

③回避型対処を多用する人は人間関係ストレスと仕事の難しさを多く感じている

①②問題志向型対処や視点の転換を多用する人はストレイン緩和要因を多く感じている

ストレス関連要因 コーピング特性	量的負荷	質的負荷	人間関係の問題	コントロール度	達成感	同僚上司支援
積極的問題解決	0.09	0.08	-0.01	0.18	0.22	0.15
解決のための相談	0.03	0.04	-0.08	0.14	0.21	0.31
気分転換	-0.06	-0.02	0.00	0.04	0.05	0.15
視点の転換	0.00	-0.01	-0.09	0.13	0.19	0.21
他者を巻き込んだ情動発散	0.05	0.09	0.17	-0.04	-0.06	-0.01
回避と抑制	0.08	0.17	0.16	-0.05	-0.09	-0.06

数値は相関係数　　　　　　　　　　　　　　　　　（Tomotsune他，未発表資料）

図3-10 ■コーピング特性と労働者が認知する職場ストレス関連要因の相関（1）

事にやりがいを見出すことができ，同僚上司をストレス対処のための資源として活用することが比較的うまい，と解釈できそうだ。ただし図3-10は横断的なデータなので，因果関係は断定できない[▶p.73 注6]。また，③からは，"「回避と抑制」得点が高い人は，わからないことがあったとき，周りの人に質問するのをためらう傾向にあるので支援を受けられない"，あるいは"そういう人はふだんから問題を先送りしがちなので，周りの信頼が薄く，必要なときに十分助けてもらえない"といった状況が想像できる。

　以上の結果とほぼ同等の結果は，高屋ら（2010）も報告している（図3-11）。ある大企業社員から得たBSCPのデータに，共分散構造分析という解析手法を適用した結果，この集団ではBSCPの6尺度が大きく三群に分けられることが確認された。つまり，「積極的問題解決」と「解決のための相談」という問題焦点型対処，「気分転換」と「視点の転換」という認知的対処，そして「他者を巻き込んだ情

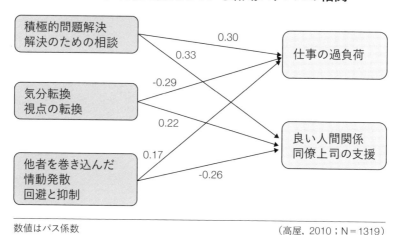

図3-11 ■ コーピング特性と労働者が認知する職場ストレス関連要因の相関（2）

動発散」と「回避と抑制」という情動中心型対処の三群だ（これは図3-2と同じ結果）。次に、これら3タイプのコーピング特性と、労働者が認知した職場内のストレス要因やストレス媒介要因との相関を、パス係数という値によって検討した（詳しい説明は省略するが、相関係数に準じて解釈できる）。その結果、"仕事の過負荷"つまり仕事量が多すぎるという状況（あくまで労働者自身の認識として）に注目すると、①"問題中心型対処"は正の相関を、②"認知的対処"は負の相関を、③"情動中心型対処"は正の相関を示した。①は"仕事ができる人のところには仕事が集まる"とよく言われる状況を想起させる。②は、"うまく発想転換や気分転換ができる人は、少しくらい仕事量が多くても苦にしない"、ということだろうか。③は"仕事の過負荷"感を解消するのに役立たないコーピングのように思える。以上の結果には図3-10と少し異なる部分もあるが、職場特性によって"労働者ひとりひとりへの仕事の割り当てシステムがどうなっているか？"が異なるために、関連の様相も異なるのかもしれない。一方、図3-11で職場に"良い人間関係"や"同僚上司の支援"が豊富に存在するという認識に注目すると、④"問題中心型対処"は正の相関を、⑤"認知的対処"は正の相関を、そして⑥"情動中心型対処"は負の相関を示した。④～⑥はおおむね図3-10の結果と一致する。

　以上の研究で、"職場のストレス関連要因の多少と労働者のコーピング特性との相関"は、いずれも決して強いものではない。とはいえその結果は、"労働者から見た職場のストレス関連要因は、労働者のコーピング特性の影響をいくらか受ける"、という仮説を支持している。言い換えれば、"たとえ同じような業務についたとしても、労働者のコーピング特性によって、職場風景はいささか異なったものに映る"という可能性だ。ことに、"自分は良い同僚上司に囲まれている"という認識は、一種のストレス媒介要因が豊富だと感じていることに他ならない。ストレス媒介要因が職場のストレスマネジメントの鍵を握っていることを考えると（2.1.参照）、こうした認識が

労働者のコーピング特性と相関しているという事実は注目に値する。ここから，"コーピング特性が非常に偏った人は，これを修正することで，職場をより働きやすい環境と感じるようになるのではないか？"という仮説も成り立つ。たとえば，困りごとを一人で抱え込む傾向にある社員が，"どのように困ったらどのように上司に相談すべきか（してもよいか）"ということを学習すれば，職場での孤立を防げるかもしれない。ただしもちろん，この仮説を，劣悪な職場環境を正当化して"労働者の心がけしだいでバラ色に見えるはず"と主張する目的に使ってはならない。あくまで慎重に，さまざまなデータを総合的に考察する必要がある。そこで結論を急がずに，次節では労働者のコーピング特性とストレス反応との関連を検討する。

3.9. 労働者のコーピング特性と精神健康度の相関

次に，労働者の精神健康を直接測定したデータを紹介する。最初に紹介するデータ群は（図3-12），労働者のコーピング特性と精神的健康水準の相関を横断的に検討した，研究結果を，いくつか要約したものだ（影山他，2004；山岸他，2006；大岡他，2010；前田他，2008）。いずれもコーピング特性の評価には，BSCPのVer.3を使っている。精神健康水準の指標としては，抑うつ度得点（SDS, CES-D, またはBJSQに含まれる抑うつ尺度による）または全般的な精神的不調感を評価するGHQ (the General Health Questionnaire, 一般健康質問紙の28項目版または30項目版）で算出したGHQ得点を使っている（中川，1985）。いずれも得点が高いほど精神健康水準が低いことを表す。これらを見ると，複数の研究結果はかなり一致している。つまり，BSCPの「他者を巻き込む情動発散」や「回避と抑制」得点は精神的不調度と正の相関があり，問題解決型の二つのBSCP得点および「視点の転換」得点は精神的不調度と負の相関がある。もちろん精神的健康水準がコーピング特性だけによって決まるはずはないので——身の回りにどのようなストレス要因やストレス媒介要因が存在する

研究者	Tomotsune (未発表)	影山 (2004)	山本 (未発表)	前田 (2008)	前田 (2008)	山岸 (2006)	大岡 (2010)
精神的不調の指標	SDS	CES-D	BJSQ-D	GHQ-30	CES-D	CES-D	GHQ-28
労働者数	N=10317	N=146	N=63	N=261	N=403	N=1385	N=1173
積極的問題解決	-0.06	-0.18	-0.06	-0.15	-0.22		
解決のための相談	-0.13	-0.09	-0.16	-0.16	-0.33		高群<低群
気分転換	-0.03	-0.01	0.05	-0.23	-0.34		
視点の転換	-0.15	-0.19	-0.20	-0.28	-0.29	高群<低群	高群<低群
他者を巻き込んだ情動発散	0.24	0.13	0.18	0.13	0.13		高群>低群
回避と抑制	0.29	0.23	0.31	0.26	0.22	高群>低群	高群>低群

数値は相関係数。高群<低群とはたとえば,「視点の転換」得点の高い群は低い群よりもCES-D 得点が高い,という意味。

図3-12 ■ BSCP得点と精神的不調度の関連

かをここでは考慮していないので――両者の相関は高くない。しかし,相関の向きとしてはリーズナブルである。

また,徳島県内の民間企業の労働者1,811人を対象とした調査では(斎藤他, 2013),BSCPの6つの下位尺度の得点と,HADS (Hospital Anxiety and Depression Scale) という質問紙によって評価したメンタルヘルス不調度との関係が,重回帰分析[▶注8]という統計学的手法により分析されている (図3-13)。これによると,「解決のための相談」

[▶注8] 重回帰分析は,ある要因(上の例ではGHQ得点)と複数の要因(コーピング特性など)との関連を同時に検討する統計学的手法で,後者の要因群を説明変数(または独立変数),前者の要因を目的変数(または従属変数)と呼ぶ。それぞれの説明変数と目的変数との関連の強さを示す指標には,標準化偏回帰係数(以下,βと表記する)という値が使われる。簡単に説明すると,ある説明変数にとってのβが0より有意に大きければ,その説明変数は目的変数と正の相関を持つ(他の説明変数と目的変数との関連を統計学的に差し引いて計算してもなお)。βが0より有意に小さければ,目的変数と負の相関をもつ。βが0より大きいとも小さいとも言えない(有意でない)場合には,その説明変数と目的変数との関連は有意でないと考え,ことさらの解釈を加えない(無視してよい)。

BSCP下位尺度	B
積極的問題解決	0.022
解決のための相談	-0.076
気分転換	-0.145
視点の転換	-0.126
他者を巻き込んだ情動発散	0.059
回避と抑制	0.314

N=1811.Bは標準化偏回帰係数（精神的不調感との関連の指標になる。「積極的問題解決」のBは統計学的に有意でなかった（解釈するに値しない）が、他のBは有意だった（偶然とは言えない関連があった）。

（斎藤他，2013に基づき作成）

図3-13 ■ BSCP得点と精神的不調度の重回帰分析

「発想の転換」「気分転換」得点が高い人ほどメンタルヘルス不調度は低く，かつ「回避と抑制」「他者を巻き込んだ情動発散」得点が高い人ほどメンタルヘルス不調度は高かった。重回帰分析の結果と図3-12の結果の異なる点は，図3-12がBSCPの下位尺度得点それぞれと精神的健康度との関係を1対1で見た結果であるのに対し，図3-13では5つのコーピング特性得点が"同時に独立して"メンタルヘルス不調度と関連していたという点だ。後者で「積極的問題解決」とメンタルヘルス不調度との関連がないように見えるのは，なぜだろうか。この集団では，「積極的問題解決」と「解決のための相談」が高い相関をもっていた（相関係数0.536）。このため，「解決のための相談」とメンタルヘルス不調度との関連を割り引いて考えると，「積極的問題解決」とメンタルヘルス不調度との独立した関連は認められなかったのだ（「積極的問題解決」とメンタルヘルス不調度の2要因だけを考えた場合には，図3-12と同じような相関がみられたと報告されている）。

	関連を検討した項目	B
職場要因	質的負荷	0.281
	達成感	-0.188
自尊感情		-0.251
コーピング特性	視点の転換	-0.150
	気分転換	-0.122
	回避と抑制	0.141

N=261。Bは標準化偏回帰係数(精神的不調感との関連の指標になる)。表にない項目は抑うつ度と優の関連がなかった。

(前田, 2008)

図3-14 ■新人看護師の精神的不調感と職場要因・BSCP得点の関連

　ただし以上のデータでは，労働者が実際に遭遇した職場ストレス要因の個人差が，無視されている。この点を考慮に入れた詳しい分析の結果を，以下に示す。まず前田ら(2008)は，新人看護師261人の横断的調査から，BSJSで評価した職場要因，自尊感情，およびBSCPで評価したコーピング特性と，GHQ得点で評価した精神的不調感との関連を，重回帰分析により総合的に分析した(図3-14)。その結果，精神的不調感が強い人は，職場環境においては仕事の質的負荷を多く感じており，達成感の感じ方は少ない一方，個人的要因としては自尊感情が低く，BSCPの「視点の転換」「気分転換」得点が低く，「回避と抑制」得点が高かった。この結果で重要な点は，職場要因や自尊感情が同じ程度だとしても，なおBSCP得点と精神的不調感の関連が統計学的に有意だったということだ。

　また，前田ら(2008)の別の調査では，新人看護師403人の横断的調査で，抑うつ度(CES-D得点で評価)が一定レベル以上(うつ病かもしれないのでスクリーニングして，詳しく事情を聴く必要があるレベル)の人はどのような場合に多いのかを，多重ロジスティック回

	関連を検討した項目	オッズ比
職場要因	量的負荷	1.84
	質的負荷	1.64
	対人関係の問題	1.87
	達成感	0.63
	同僚上司の支援	0.51
自尊感情		0.84
コーピング特性	気分転換	0.62
	回避と抑制	1.76

N=403. *p<0.05, **p<0.01, ***p<0.001,
オッズ比は，その項目が1点上昇するごとに「抑うつ度が高い状態である確率」が何倍になるかを近似的に表す指標。
表にない項目は抑うつ度と優の関連がなかった。

(前田，2008)

図3-15 ■新人看護師の抑うつ度と職場要因・自尊感情・BSCP得点の関連

帰分析 [▶注9] という統計学的手法により分析した（図3-15）。結論だけ言うと，職場環境においてはBSJSの「仕事の量的負荷」「仕事の質的負荷」「対人関係の困難」得点が高いほど，また「達成感」「同僚上司の支援」得点が低いほど，CES-Dが高得点となる確率が高かった。同時に，個人要因としては自尊感情が低いほど，BSCPの

[▶注9] 多重ロジスティック回帰分析も，ある目的変数（上の例では抑うつ度）と複数の説明変数との関連を同時に検討する統計学的手法だが，目的変数は0か1の値をとり（上の例ではスクリーニングが必要か否か），説明変数と目的変数との関連の強さをオッズ比で示すことが多い。オッズ比は，ある説明変数が1だけ増えたときに，「目的変数が1の値をとる（上の例では要スクリーニングとなる）確率が何倍高くなるか」の指標になる。オッズ比が1より有意に大きければ（または小さければ），目的変数と正の（負の）相関をもつ。1より大きいとも小さいとも言えない（有意でない）場合には，その説明変数と目的変数との関連は有意でないと考え，ことさらの解釈を加えない（無視してよい）。

「解決のための支援」「気分転換」得点が低いほど，そしてBSCPの「回避と抑制」得点が高いほど，CES-Dが高得点となる確率が高かった。ここでも重要なことは，職場要因や自尊感情が同じ程度だとしても，それとは独立してBSCP得点と抑うつ度が関連していたという点だ。

一方，富永ら（2012）は研究機関の男性職員431人について，彼らの個人的属性，彼らが認知している職場内のストレス関連要因，およびコーピング特性と抑うつ度との関連を，重回帰分析で検討した（図3-16）。その結果，仕事環境としてはまず，量的負荷が大きいほど抑うつ度が高い（他の要因と抑うつ度の関連を差し引いても）ということがわかった。同様に，仕事の将来に見通しがないほど抑うつ度は高く，同僚の支援が多いほど抑うつ度は低いこともわかった。さらに，これら職場環境要因の影響を差し引いてもなお，ふだん「積極的問題解決」を多く使う人は抑うつ度が低く，「回避と抑制」を多く使う人は抑うつ度が高いことも示された。富永らはこの結果について，「うつ病者では課題優先対処を使わない傾向にあると言われていることや，研究開発部門では対人関係や危機的状況での対処法を意識的に用意する必要があると言われていることと一致する」と考察しながらも，「抑うつ状態になってしまった人が，結果的に積極的問題解決という対処法を使えなくなって課題を先延ばししている可能性もある」と推論している。

また，新人警察官についてのデータも報告されている（田口他，2011）。職業性ストレス簡易調査票とBSCPを使った横断的データを，共分散構造分析という手法で解析した（図3-17）。データの見方は図3-11と同じで，図中の係数の大きさが関連の強さと向きを表している（有意な関連がなかった場合には矢印を表示していない）。①職場の人間関係の問題には，BSCPの「解決のための相談」「他者を巻き込んだ情動発散」「回避と抑制」得点が正の関連を示した。②また，心身のストレス反応には，仕事の量的負荷，職場の人間関係の問題，およびBSCPの「回避と抑制」得点が正の関連を示した。①の解釈

	関連を検討した項目	B
基本属性	年齢	-0.101
	同居／別居	-0.073
	非管理職／管理職	-0.046
	研究・技術職／事務職	0.067
	終身雇用／非終身雇用	-0.075
	残業時間	-0.069
職場ストレス要因	量的負荷	0.148**
	仕事のコントロール度	-0.089
	将来の見通しのなさ	0.175**-
	上司の支援	-0.011*
	同僚の支援	-0.223***
コーピング特性	積極的問題解決	-0.161**
	解決のための相談	-0.044
	気分転換	-0.062
	視点の転換	0.014
	他者を巻き込んだ情動発散	0.244***
	回避と抑制	-0.075

N=431. *p<0.05, **p<0.01, ***p<0.001, *がない項目は抑うつ度と優の関連がなかった。

(富永, 2012)

図3-16 ■研究機関職員の抑うつ度とストレス要因・BSCP得点の関連

は難しいが,(自分で考えるべきことでも)周りに頼る傾向,八つ当たりしやすい傾向,および,じっとがまんして問題を先送りする傾向が強い人はいずれも,人間関係のトラブルを引き起こしやすいという可能性を示唆しているように思われる。人間関係のトラブルそのものは"職場環境に存在するストレス要因"として位置づけられる

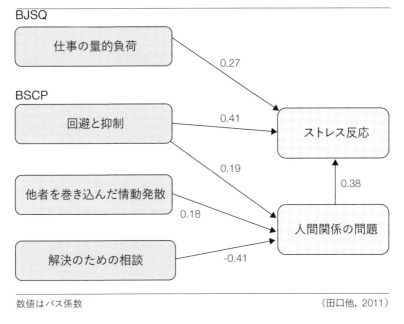

数値はパス係数 （田口他，2011）

図3-17 ■新人警察官のコーピング特性と職業性ストレス簡易調査票の関係

が，警察官の個人特性であるコーピング特性が"ストレス要因を認知する頻度"を左右する，という循環作用があるのかもしれない。また，②については，職場のストレス要因を認知する頻度が同じ程度でも，がまんや先送りを選びやすい警察官ではストレス反応が強く長くなる可能性を示しており，他の職場におけるデータとほぼ同じ結果を示しているといえよう。ジョブディマンド－コントロールモデル（図1-8）において，警察官の職務は「高ディマンド－低コントロール」になりやすいことが知られているので，個人のコーピング特性という資源に新たな光を当てた研究は注目される。

さらに，精神科の看護師に対する高橋ら（2009）の研究を紹介する。看護などの対人サービス業務に従事する人には，バーンアウト

BSCP下位尺度＼MBI-GS下位尺度	疲弊感	シニシズム	職務効力感
積極的問題解決	-0.12	-0.16	0.01
解決のための相談	-0.03	-0.06	0.00
気分転換	-0.06	0.03	0.09
視点の転換	-0.16	-0.06	**0.27****
他者を巻き込んだ情動発散	-0.09	0.01	-0.09
回避と抑制	**0.33****	**0.40****	0.00

N＝101　　　　　　　　　　　　　　　　　　　　（高橋，2008）

図3-18 ■ 精神科看護のBSCP得点とバーンアウト得点の相関

（燃え尽き）と呼ばれる状態が発生しやすいと言われる。この研究で使われた質問紙MBI-GSはバーンアウト度を評価する代表的なツールで，「疲弊感」「シニシズム」「職務効力感」という三つの下位尺度から構成されている（「シニシズム」とは，自分の仕事を冷ややかに見るとでもいう意味で，具体的には「相手のために自分の感情を使わずマニュアル的に対応する」「対象者をモノのように見る」といったこと）。「疲弊感」と「シニシズム」得点が高いほど，また「職務効力感」得点が低いほど，バーンアウトが進んでいることになる。分析の結果（図3-18），BSCPで「視点の転換」得点が高い人ほど「職務効力感」は高く，またBSCPで「回避と抑制」得点が高い人ほど「疲弊感」と「シニシズム」得点が高かった。この結果を理解するには，精神科看護師の仕事の特徴を理解する必要がある。精神疾患の成り立ちにはまだ不明の点があり，また入院が必要な患者では"状態が日単位で改善する"ことはなかなか期待できない。そこで看護師は，患者の人生と幸福についてさまざまな観点から柔軟に考える必要がある。そこに精神科看護の難しさも面白さもある。だが，「視点の転換」を柔軟に使わない（使えない）看護師は，こうした面白さを感

じにくく，自分がしている看護の意義を見出しにくいのではないかと推測できる。一方，回避型対処を多用する精神科看護師は，業務上の困難を先送りしたり，同僚と話し合うことなく一人でがまんしたりするばかりで，状況をうまく打開できないために，疲れ果ててしまったり，その果てに「業務をマニュアル通りこなすだけ」という状態に陥ったりしやすいのではないか，とも考えられる（こちらの仮説のほうは，精神科でなくても成り立ちそうだ）。

　一方，吉田ら（2014）はさまざまな病棟で働く看護師の小集団を調査し，職業性ストレス簡易調査票に含まれるストレス反応に関する質問と，SOCおよびコーピング特性との関連を分析した。それによると，男女ともSOCは，心身のストレス反応との関連が明らかであった。さらに男性看護師では，身体的ストレス反応の得点が高いほど，BSCPの「積極的問題解決」得点が低く，「解決のための相談」得点は高かったという。自ら解決のために動こうとせず，すぐ周りに頼る（相談する）傾向が強いと，ストレス反応が強まるのだろうか？　さらに，SOCが高い人のコーピングでは，「積極的問題解決」「解決のための相談」「視点の転換」を多く使い，「他者を巻き込んだ情動発散」や「回避と抑制」を使うことは少ないようにみえた。結果に男女差が見られた理由は今後の検討課題だが，男性に関する結果は他の研究と一致するものだ。

　以上はいずれも精神的不健康とコーピング特性との関連を調べた研究だが，精神健康をポジティブな面から調べた研究もあって興味深い。それは，病院看護師のワークエンゲイジメントに関連する要因を検討した，佐藤ら（2014）の研究だ。ワークエンゲイジメントとは，仕事に関連するポジティブで充実した心理状態で，持続的な活力・熱意・没頭（つまり特定の面白い業務だけに対する状態でない）と定義される。看護師の経験年数別に検討した結果を，図3-19に紹介する。ワークエンゲイジメント得点の高さと関連する要因として，「役割の曖昧さ」などのストレス要因が少ないことや，上司の支援が多いことに加え，看護師の経験年数を問わず，BSCPの「視点の転

経験年数（n）	1〜3年 (33)	4〜9年 (286)	10年以上 (404)
積極的問題解決	0.15**	-0.03	0.08
解決のための相談	-0.13*	0.11	-0.02
気分転換	-0.03	-0.09	0.00
視点の転換	0.15**	0.25***	0.27***
他者を巻き込んだ情動発散	-0.04	-0.06	-0.17***
回避と抑制	0.00	0.04	0.05

看護師のワークエンゲイジメント（WE）に対するコーピング特性の関連（佐藤他，2014）。数値は，仕事のストレス要因および社会的支援の影響を統計的に取り除いた場合の，BSCP得点とWE得点の関連を示す標準化偏回帰係数（**p<.01，***p<.001，他は有意の関連なし）。経験年数を問わず，視点の転換はWEと正相関があった。経験3年以下群では解決のための相談が，経験10年以上群では他者を巻き込んだ情動発散が，WE得点と負の相関をもっていた。

（佐藤他，2014）

図3-19 ■新人看護師のワークエンゲイジメント

換」得点の高さが重要であることが示されている。さらに，経験3年以下の若い看護師では「積極的問題解決」得点が高く「解決のための相談」得点が低いこと，そして経験10年以上のベテランでは「回避と抑制」得点が低いことも，やはりワークエンゲイジメント得点の高さと関連していた。つまり，経験を問わずストレスフルな状況に遭遇したときに，その状況の中に何か良い点を見出すことや，異なる観点から見て状況を肯定的に捉え直すことができるほど，ワークエンゲイジメントを高く保つことができそうだということになる。また，ベテラン層の看護師では，現実の問題を先送りせず取り組むことにより，仕事に対してより活力や熱意をもって従事できるのではないかと考えられる。これらの結果から佐藤らは，コーピング特性がワークエンゲイジメントを説明する重要な要因であり，個人がより積極的なコーピングを選択することが，働きがいのある職場環

境づくりに有効なのではないかと考察している。

こうした一連の研究結果から見えてきたことの一つは，労働者にとって，問題中心型対処および「視点の転換」というコーピング特性が，ストレスをためないために有益かもしれないという仮説だ。さらにもう一つ，八つ当たりや回避的なコーピング特性が，労働者のストレスを軽減するどころか強めているかもしれない，という仮説も見えてきた。

最後にもう一つ，興味深い調査結果を紹介する（影山ほか，2004）。これは地方公務員328人の調査で，彼らが職場環境をどう感じているかはBSJSによって測定し，コーピング特性はBSCPのVer.2を使って測定し，精神的不調の指標には抑うつ度（CES-Dで測定）を用いて，三者の関連を次のように詳しく解析した。

第一段階では重回帰分析により，BSJSの6つの下位尺度とBSCPの6つの下位尺度，計12の要因と抑うつ度との関連を検討した。その結果，12の要因のうち職場環境では「人間関係の問題」「量的負荷」「達成感」，コーピング特性では「積極的問題解決」「回避と抑制」の，5つの要因が独立に抑うつ度と関連していると特定された。第二段階では，以上5要因の間に，統計学用語で交互作用と呼ばれる現象があるか否かを分析した。その結果，「積極的問題解決」や「回避と抑制」と抑うつ度との関連のしかたが，職場環境の「人間関係の問題」や「達成感」の程度によって異なる，という事実が明らかになった（統計学の用語で言うと，交互作用が存在していた）。このことをわかりやすく示すために，第三段階として次のような操作を行った。全対象者を，「人間関係の問題」得点の高低により高群と低群に分ける。または，全対象者を，「達成感」得点の高低により半々に分ける。以上2種類の高低を組み合わせると，全対象者を4群に分けることができる。そこで4群それぞれにおいて，第一段階で抑うつ度と関連していた他の3要因，つまり「量的負荷」「積極的問題解決」「回避と抑制」と抑うつ度の関連を，再び重回帰分析によって検討した。この最終結果を図3-20にまとめる。

達成感	人間関係の問題	独立変数	β	R^2
低	低	量的負荷	0.363***	0.206**
		積極的問題解決	-0.200	
		回避と抑制	-0.033	
低	高	量的負荷	0.442***	0.275***
		積極的問題解決	-0.359***	
		回避と抑制	0.267**	
高	低	量的負荷	0.158	0.074
		積極的問題解決	-0.134	
		回避と抑制	0.191	
高	高	量的負荷	0.175	0.170***
		積極的問題解決	-0.078	
		回避と抑制	0.361**	

地方公務員，N=328。βは偏相関係数（他の独立変数の影響を差し引いた場合の独立変数と抑うつ度の関連の強さを示す指標）。これが0より有意に大きい（小さい）と言えるかどうか統計学的検定を行った結果，*** ($p<0.001$) および ** ($p<0.01$) を付したβが有意であった。R^2は説明率，$R^2=0.206$ とはこれらの独立変数によって抑うつ度個人差の20.6%が説明できたという意味。第3の群ではどの独立変数も抑うつ度と有意の関連を示さなかった。

（影山他，2004）

図3-20 ■労働者の抑うつ度に対する職場環境とコーピング特性の交互作用

① 「達成感」が低い2群では，仕事の「量的負荷」と抑うつ度が関連していた。他方，「達成感」高群では，仕事の「量的負荷」と抑うつ度の関連がみられなかった。この結果は，努力−報酬不均衡モデル（図1-9）に一致する。

② 「達成感」が低く，かつ「人間関係の問題」得点が高い（業務に関係ないストレス要因が多いとも言える），という恵まれな

い環境にある群では、「積極的問題解決」得点と抑うつ度に負の相関がみられた。この群の抑うつ度自体は他の3群より確かに高いのだが、「積極的問題解決」得点が高く、いわば目前の問題解決に集中する態度の人は、抑うつ度が比較的「まし」だということになる。

③「人間関係の問題」得点が高い2群では、「回避と抑制」得点が高い人ほど抑うつ度が高い。「回避と抑制」得点が高い人はおそらく、3.5.で述べたように、非主張的で、他者に対して不快感情を抱いても上手に解消できないのだろう。たまたま恵まれた人間環境にいるうちは良いが、そうでない環境では「人間関係の問題」に弱い（抑うつ度が上昇しやすい）のではないか。

④「達成感」が高く、かつ「人間関係の問題」得点が低いという、主観的にみればもっとも恵まれた環境においては、コーピング特性と抑うつ度の関連はない。これは、コーピング方略が状況依存的であることを想い起こすと納得できる。この職場環境では、どうやって対処しようかと考えて個人のコーピング特性を発揮するような局面が、そもそも少ないのではないか。

　以上の結果も、やはり一時点における横断的な調査データなので、現象の因果関係について断定的な結論を与えることは差し控えるべきだ。だが、きわめて示唆に富んだ研究結果ではないだろうか。"同じような職場環境にあっても、労働者のコーピング特性によって精神健康度は異なる可能性がある"、または、"コーピング特性が精神健康にどのように影響するかは、労働者が置かれた環境によって異なる可能性がある"、ということになる。後者の仮説に立つと、他の職場で同様の調査をすれば、異なる結果が得られることも考えられる。つまりBSCPを使うことで、職場や業務ごとに異なるストレスマネジメント対策を立案できるかもしれないことになる。

3.10. 労働者のトラウマとコーピング特性

前節で注目した労働者のストレスは，どちらかといえば日常的な業務の中で発生するものだった。最近これに加えて，日常業務では本来遭遇しないようなストレスによる心のトラウマ（心的外傷）からの回復過程にも，コーピング特性が影響を与えている可能性が示唆されている。

病院看護師の「職場でのいじめ体験」を研究した佐藤ら（2013）は，1,0484人102人（0.97%）が職場でのいじめを経験してきたことを見出した。さらに，いじめ経験を含む職場のストレス要因やコーピング特性と，CES-Dで評価した抑うつ度の関連を調べたところ，いじめ経験や"仕事上の役割の曖昧さ"が抑うつ度と関連しているだけでなく，これらの職場環境が同じであれば，BSCPの「視点の転換」得点が低いほど，また「回避と抑制」得点が高いほど，抑うつ度が高かったという（図3-21）。

また，男性公務員の「職場でのいじめ体験」を研究したTsunoら（2014）は，1,754人（平均年齢42.4歳）のうち199人（11.3%）が職場で週1回以上いじめを経験していることを見出した。さらにこれらのいじめ被害者を追跡し，K6という尺度（Kessler他，2002）で評価した心理的ストレスのレベルを調べたところ，BSCPの「視点の転換」得点が低い群・中程度の群に比べ高得点群では，1年後のストレスレベルが有意に軽減していることがわかった。他方，BSCPの「他者を巻き込んだ情動発散」「回避と抑制」得点が高い群では，低得点群・中程度の群に比べ，1年後のストレスレベルが有意に高かった。これらの結果は，他の個人特性・職場の特徴や1年前のストレスレベルの影響を統計学的に調整してもなお有意だったという。

一方，精神科看護師を対象にした研究もある。折山ら（2008）は，過去に患者の自殺や自殺企図に直面した経験がある267人のデータを分析した。もちろんこうした経験はいわゆる精神的トラウマにな

る可能性があり，場合によってはそれが長期にわたって心の健康に悪影響を及ぼしたり，PTSD（ストレス後心的外傷障害）に発展したりするおそれもある。そこで，PTSDの可能性がある人をスクリーニングするために用いられるIES-R（出来事インパクト尺度）という質問紙を応用し，上記の看護師たちに回答してもらった。その結果，IES-R得点が高い看護師，つまり心の傷がPTSDとして残っている可能性が高い看護師は，低い看護師に比べ，BSCPの「回避と抑制」得点が高かったという（図3-22）。

同様に田中ら（2012）も，精神科急性期患者との関わりにより看護師が経験したトラウマについて調べている。その結果，IES-R得点が高い看護師では「回避と抑制」得点が高く，かつ「問題解決のための相談」得点も高かったことを報告している。「問題解決のための相談」が関連していた理由についてはいろいろ考えられるが，田中は「心的外傷体験に直面し他者に相談を持ちかけた際に，自分の考えや感情が表現しきれないとストレスが遷延する可能性が高い

BSCP下位尺度	B
積極的問題解決	-0.03
解決のための相談	-0.00
気分転換	-0.05
視点の転換	-0.15***
他者を巻き込んだ情動発散	0.20***
回避と抑制	0.05

看護師1,441人の抑うつ度に対するコーピング特性の関連（佐藤他，2013）。数値は，職場のいじめ経験および仕事のストレス要援の影響を統計的に取り除いた場合の，BSCP得点とCES-D得点の関連を示す標準化偏回帰係数（**p<.01, ***p<.001，他は有意の関連なし）。抑うつ度に対して，視点の転換が負の，他者を巻き込んだ情動発散が正の相関を示した。

図3-21 ■看護師の職場でのいじめ体験，抑うつ，BSCPの関連

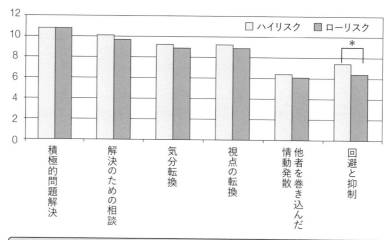

N=267　　　　　　　　　　　　　　　　　　　　（折山，2008）

図3-22 ■患者の自殺（企図）に直面した経験がある精神科看護師の
　　　　　PTSDリスクとコーピング特性

のではないか」，と考察している。

　他方，最近ではコーピング特性とレジリエンス（反発力，復元力）との関連についても，調査報告がある。レジリエンスの定義はいろいろあるが，大谷ら（2015）の研究では「問題が生じ得る変化に対する心理的恒常性の維持や回復・適応を促進する個人特性」と定義されている。ウェブを利用した調査で40歳以上の労働者502人を調べた結果，年齢・職位等とレジリエンスとの関連を統計的に取り除いてもなお，BSCPの「問題の解決」「視点の転換」得点が高いほど，また「回避と抑制」得点が低いほど，レジリエンスは高いことが示されたという。

　以上の研究に共通しているのは，回避型コーピングを多用する人ほどトラウマから立ち直りにくいらしい，という結果だ。トラウマ

からの回復には，どこかで辛い体験と向き合うことが必要だろうか。同時に，たとえそのような経験の後でも，いろいろな視点から過去の経験を再評価し，場合によっては「あれも自分には意味のある経験だったかもしれない」と意味づける作業は，労働者の心の復元力につながる可能性も示唆される［▶注7；p.78参照］。

3.11. コーピング特性と自殺予防

　残念なことに日本では自殺が多い。職場のストレスマネジメントでも，自殺予防や自殺発生後の事後対策という課題は見逃せない。警察統計によれば，自殺者の職業では無職がもっとも多いが，その中には心の病や障がいのために，しばらく職につけなかった人や再就職ができなかった人も含まれる。心の病のうち，自殺者に多いとされるうつ病やアルコール依存症は，職場でのストレスや不適応から始まる場合もある。もちろん現職者の自殺も少なくない。さらに，いったん職場で自殺が発生すれば，他の労働者の士気が低下したり，自殺の原因を探り合って互いに疑心暗鬼になったりする危険性もある。

　こうした自殺は決して突然発生するものでなく，また単一のストレス要因から短絡的に死を選ぶわけではないことがわかっている。ある人が遭遇した困難にうまく対処することを阻むような条件（こころのバリアとも言う）がいろいろ重なると，精神的に追い込まれた結果ついに，"もう生きるのをやめる以外にコーピング方略はない"と感じるようになってしまうのだ。彼らは初めから死にたいわけではない。ほんとうは生きたいけれど，生きることがあまりに苦しく辛いので，"生きたい"と"死にたい"の間で激しく揺れ動いた末に，死という選択に至る。だが，もし自殺を完遂してしまえば，もう取り返しはつかない。誰でも精神的に極度に追い込まれた場合には，このようなことが起こり得るのであって，"もう死を選ぶしかない"と感じた人を「弱い人間だ」「身勝手だ」と責めたり非難したりするのは不当である。とはいえ，冷静な第三者が考えれば何らかの

生きる道が残されているわけなので,追い詰められた人が孤立することなく,もっと早い段階で誰かと話し合うことができれば,多くの自殺を防ぐことが可能になる。

では,結果的に自殺というコーピング方略を選んでしまう人には,コーピング特性にも特徴があるのだろうか? 実際の自殺者を調べたデータはないのだが,富永ら(2012)はBSCPを使って,ある研究機関の職員473人のうち"過去1週間に1日以上,死にたいと思い,死ぬ方法を考える"経験(以下,希死念慮という)があった労働者の特徴を調べている。その結果によると(図3-23),希死念慮者がある群(3.8%)は希死念慮がない群に比べ,BSCPの「回避と抑制」得点が高く,「問題解決のための相談」得点が低かった。つまり希死念慮群は,辛くてもじっとがまんする傾向が強く,かつ,苦しさを一人で抱え込みやすいということだ。これは従来の見解,つまり"自殺は,愚痴をこぼしたり,弱音を吐いたりすることを潔しとせず,一人でじっとがまんする人に多い"と言われてきたことと一致する。ただし同じ研究によれば,希死念慮群にはこの他に,残業時間が長い,将来の見通しが立ちにくい,同僚や上司の支援が少ないと感じ

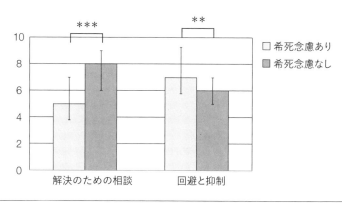

N=473,棒とヒゲはそれぞれ中央値と25/75%値を表す。　　(富永他,2012)より作成

図3-23■最近1週間で希死念慮を有していた労働者の特徴

ている，といった特徴も報告されている。つまり，コーピング特性という個人的要因だけでなく，労働者を時間的・身体的に追い込んだり孤立させたりする職場環境や，職場側から将来の見通しを示されない閉塞感などの外的要因も，労働者の希死念慮形成に関与している可能性がある。1.8.で説明したように，将来の希望は労働者にとって一種の報酬となることも想起したい。自殺という現象を個人の責任のみに帰してはならないということだ。

　もう一つ，小規模な調査だが，地方公務員の管理職75人について，コーピング特性と自殺への思いを調査したデータもある（影山ほか，2005b）。彼らに"仕事や生活でゆきづまったり疲れたりして自殺する人に大いに共感できますか？"という質問をしたところ，自殺への共感度は，BSCPVer.2の「気分転換」得点および「回避と抑制」得点と弱い正相関を示した（図3-24）。すでに述べたように「回避と抑制」得点が高い人は精神的不調感が強い傾向にあるので，この人たちは自分と同じように"ゆきづまったり疲れたり"した人に共感を覚えるのかもしれない。また「気分転換」というコーピング方略は，問題に焦点を当てることもせず，視点の転換や視点・価値の切り替えもしないという点で，自殺というコーピング方略と通じるものがあるのかもしれない。とはいえ，"共感"の意味は回答者ごとに異なる可能性があり，"共感"イコール自殺容認の態度，とは言い切れないので，このデータは慎重に解釈しなければならないだろう。興味深い問題であり，今後の詳しい研究が待たれる。

　いずれにしても，職場においてこのような管理職の人たちは，自殺に傾いた部下の存在に気づき援助の網を張る起点の役割（自殺予防のゲートキーパーと言われる）を担うことが期待されている。というのも――厚生労働省（2006）の指針では，ストレスマネジメントつまり心の健康づくりを，4つのケアによって推進するよう提唱している。4つのケアとは，①セルフケア（労働者各自によるケア），②ラインによるケア（直属の管理監督者によるケア），③職場内健康管理従事者によるケア（人事労務担当者を含む），④職場外健康管理従事

者によるケアである。——管理職はストレスマネジメントのキーパーソンとしての役割を担うからだ。ではこの役割を果たすために，管理職は何をすればよいのだろう？　そんなことを言われても困る，部下から「自殺したい」などと言われたらどう対応すればよいのかわからない，荷が重すぎる，と感じる管理職は多いだろう。しかし実は，いくらラインによるケアが重要だと言っても，希死念慮を有する部下の問題を上司が一人で抱え込む必要はないのであって，管理職は職場内外の適切な応援団（メンタルヘルスの専門家を含む）と連携が取れさえすれば十分なのだ。

　ここで，自殺のリスクが高い部下に遭遇することは，上司にとってストレスフルな局面（危機）だと言ってよいだろう。だとすれば，そのとき上司がどう行動するかということと，上司の日頃のコーピング特性には関係があるのではないだろうか。その検討結果を，次節で紹介する。

	相関係数
積極的問題解決	0.03
解決のための相談	0.07
気分転換	0.25*
視点の転換	-0.02
他者を巻き込んだ情動発散	0.19
回避と抑制	0.27*

自殺共感度：
　1＝とても共感できない（38％）　2＝あまり共感しない（31％）
　3＝共感する面もある（30％）　　4＝多いに共感する（1％）
回答者は地方公務員管理職（N=75）

(影山他, 2005b)

図3-24 ■コーピング特性と自殺への「共感度」の関連

3.12. コーピング特性と危機への対応

　上司にとって，部下から「自殺したい」と訴えられるような場面は，」一種の危機（crisis）だと言える。危機とは，人間が今までのやり方で対処できないような状況に直面することだ。これには，新しいライフステージにさしかかった時や，進学・就職・結婚・出産のような，人間の発達に伴う危機と，病気・事故・事件などの偶発的危機がある。もともと crisis とは分かれ道という意味で，cross（十字路）や critics（批評）という言葉とも関係がある。危機を乗り切る経験ができると，自信がつくだけでなく人間的にも成長する可能性があるので，危機は悪いことをもたらすばかりではない。ある人は「危機の"機"は機会の"機"，ピンチはチャンスに転じるのだ」と説明する。

　労働者にとっても同様で，たとえ会社や職場が順調であったとしても，業務上で新しい必要や環境に直面することがある。思いがけないトラブルだってあるだろう。そうした場面にうまく対処できることは，労働者の潜在的能力として重要だ。管理職にとっては，前節で述べたような「自殺リスクが高い部下を抱えた状況」にどう対処できるかも，大切なマネジメント能力の一部だろう。ここで，上司の行動とコーピング特性について，次のようなデータがある（Kageyama 他，2006）。

　ある職場の新任管理職研修の参加者 61 人に，一種のロールプレイングゲームをしてもらった。これはもともと北村（2001）が開発した社内研修教材で，自分の部下（実はうつ状態になっている）への対応を，示された選択肢から選び，その結果に応じて次の場面に進むという形式になっている。ただし彼らは，うつ状態や自殺念慮を有する部下への対応や自殺対策について，まだ研修を受けたことがない。このシミュレーションで受講者が選択した行動と，彼らのコーピング特性（BSCP の Ver.2 で評価）との関連を調べたところ，次の二

点で関連が見られた。

〈場面1〉まじめで優秀な男性部下（35歳）がプロジェクト責任者に抜擢されたが，近頃ひどく元気がなく，「仕事がうまくいかず眠れない」「自分には能力がない」と訴える。この場面で受講者に問われるのは，放置してはいけないような要ケア事例を，的確に発見・アセスメントする能力だ。受講者は，以下の選択肢を与えられた；①とりあえず仕事はうまく進んでいることを説明する，②様子を見る，③励ます。ここではまだ，部下の様子が詳しくわからないし，彼が現状を誤認している可能性もあるので，①を選んで話を聴いてみるのがベターだろう。ところが，①ではなく②③を選んだ管理職には，BSCPの「気分転換」得点が高いという特徴が見られた（図3-25）。おそらくこれらの管理職は，自分が日ごろ気分転換を多用してストレスに対処できてしまっているので（それで済むような軽いストレスしか経験していない，という見方もできる），それを部下にも当てはめて，状況をあまり深

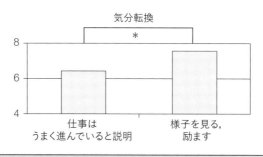

自分が気分転換でうまく対処できているので，それを部下にも当てはめ，状況を軽く見てしまう？

地方公務員管理職，N＝61　　　　　　　　　　　（Kageyama他，2006）

図3-25 ■うつ状態になった部下への対応とコーピング特性

刻に考えなかったのだろう。しかし、それでは"部下の身になって考える"ことができていないわけで、「いったいどうしたのだろう？　何か深刻な問題が隠れているかもしれない」、と疑ってみる能力がマネジャーには大切なはずだ。

〈場面2〉この部下のうつ状態がいよいよ重くなり、死んでしまいたいとさえ口にするようになった。しかし、精神科受診を勧めても行かないし、奥さんにも連絡したがやはり受診に消極的で、むしろ会社側に責任があるかのように非難する。そこへたまたま「近隣で部下のお兄さんが学校教員をしている」という情報が入った（話ができすぎているとも言えるが、もしそんな情報を知ったらどう判断するか、という設問である）。ここで受講者は、以下の選択肢を与えられた；①部下の兄に連絡を取って相談する、②様子を見る、③彼をだましてでも強引に精神科へ連れて行く。このように部下が自殺を口にしている局面はもはや緊急事態なので、②では手遅れになってしまう（自殺してしまう）かもしれない。かといって③では、治療がうまく進まない可能性が高いし、かりに治療が成功しても職場復帰後に上司との信頼関係を回復するのは難しくなる。そこで上の選択肢の中では、躊躇せず部下の兄に連絡を取ることが推奨される。だが、①ではなく②③を選んだ管理職は、BSCPの「解決のための相談」得点が低かった（図3-26）。おそらく①を選んだ人は、日ごろから状況に対処するためにさまざまな人的資源を動員する習慣があるので、この局面でも兄に連絡を取ることを躊躇しなかったのだろう。

これらの受講者は、職場で一定以上の能力を評価されて管理職に昇任した人だが、それでも特段の研修を受けていないこんな局面では、自分のコーピング特性が、つい行動に影響してしまうようだ。だとすると、重要なのは、未経験の事態に備えシミュレーションしておくことに加え、自分の特性を知って行動を適切に修正すること

だろう。

　また，危機への対応とコーピング特性の関連について，病院看護師を調べた研究もある（上脇他，2011）。回答者82名に，過去の看護ミスの経験と，その後で「安全性の強化に向けた建設的で望ましい行動変容」ができたかどうかを，回想してもらった。看護ミスの経験は，再発防止のために何かを変えなければならない状況という意味で，一種の危機ともいえる。ここで建設的な行動変容とは，たとえば"困った時には必ず助言を求めるよう心がける""患者の観察をしっかり行う""記録や計画をより注意して読むようにする"といったことだ。そして，そのような行動変容の多少を点数化し，上位4分の1と下位4分の1の各19名について，BSCPVer.3を用いてコーピング特性を比較した。その結果，建設的な行動変容をたくさん行った群はあまり行わなかった群に比べ，「積極的問題解決」や「解決のための相談」得点が高かった（図3-27）。つまり，問題中心型対処をふだんから積極的に行う人は，たとえミスを犯してもそれを次に生かす能力が高い，という可能性が示唆された。ただしこの他に，建

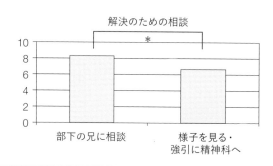

状況に対処するため，あらゆる人的資源を活用することを躊躇するかどうか？

地方公務員管理職，N＝61　　　　　　　　　　　　　　　（Kageyama他，2006）

図3-26 ■部下もその妻も精神科受診に消極的な局面での対応とコーピング特性

設的行動変容をたくさん行った群では，上司のサポートが手厚かったことや，職場の組織風土が伝統にとらわれすぎず活発なイキイキ型であったことも明らかになっている。こうした職場環境（看護師が認知した）と看護師のコーピング特性との関係について，さらに詳しい研究が期待される。

以上のように，マネジャーとして非常事態にどうやって対応するか，あるいは労働者が失敗を経験した後にどうやって自分を立て直し建設的に行動できるかといったことにも，コーピング特性の関与が示唆されている。労働者のコーピング特性とマネジメント力の関係に注目することは，企業の経営者・管理者にとっても重要な課題だろう。

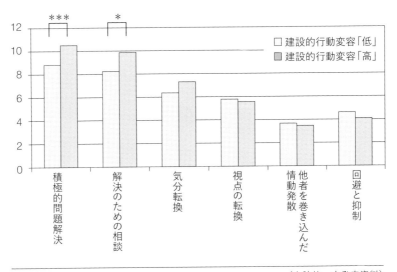

（上脇他，未発表資料）

図3-27 ■ 看護ミスの後の建設的行動変容とコーピング特性

3.13. 離職願望とコーピング特性

　職場の生産性を考えると，職場でせっかく育成したスタッフが次々と離職しては困る。だが，実際に離職してしまった労働者を追跡して研究することは難しいので，まだ働いているスタッフのうち離職願望をもつ人について，背景などを調べた研究が多い。では，離職願望とコーピング特性には関連があるだろうか？

　労働者全般についてのデータはないが，井奈波ら（2007）は，大学病院に勤務する医師（ただし，すぐ転出する可能性がもともと高い研修医は除く）について調べ，ある時点で離職願望ありの医師34人と，離職願望がない医師46人について，職業性ストレス簡易調査票やBSCPなどを使って比較している。ちなみに，離職願望あり群では「ここ1カ月間に医療事故を起こしそうになった経験」が有意に多かったというのだから，これは患者にとっても他人事ではない。

　さて，離職願望あり群では，仕事への満足度が低く，上司・同僚および家族友人から受けていると感じるサポートが少ない，というところまでは想像の通りである。だが同時に，離職願望あり群では，BSCPの「解決のための相談」「視点の転換」得点が低く，「他者を巻き込んだ情動発散」得点が高かったという。この結果からはまず，上司や同僚（看護師など多職種も含む）に相談するのがへただったり，つい攻撃的に接してしまったりする若手医師像が浮かんでくる。同僚上司とのコミュニケーションスキルに課題があるのかもしれない。同時に，もし周りとうまくコミュニケートできるなら，その中から新しい発想・視点・価値観なども生まれてくるのではないか，と考えられる。職場でのソーシャルスキルズとコーピング特性との関係について，大切なことを示唆しているデータかもしれない。

3.14. 労働者のコーピング特性についてのまとめ

　BSCPを使ってわかってきた以上のデータから，次のようなことが言える（表3-1）。どのコーピング方略が良いとか悪いとかいうことは状況依存的で，一般論として結論づけることはできないものの，概して問題中心型対処や「視点の転換」を多用する傾向は，労働者の精神健康の好ましい徴候と関連している。これに対し，「回避と抑制」や「他者を巻き込んだ情動発散」を多用する人は，精神健康の好ましくない徴候を示すことが多い，という結果が多かった。これらはアイゼンクのようなストレス研究の先達が早くから指摘していること（Eysenk,2000）を裏付けるもので，他のツールを使ったコーピング研究ともおおむね一致する。要するに，対処のしかたに偏りがあると，ストレスに弱い可能性があるということだ（友常，2013）。

　このように，BSCPで評価されるコーピング特性は，労働者の心の健康に深く関わっている上に，労働者の自殺対策や危機管理を考える上でも鍵概念の一つになりそうだ。ただし，6種類のコーピング特性の組み合わせパターンについてはいろいろ考えられるが，明確な分類方法は確立していない。例えば，西多（2013）このパターンを「欲求不満耐性優位型」「自我防衛機制優位型」「カタルシス優位型」「自己解決優位型」「他者資源優位型」の5つに分類している

表3-1 ■労働者のコーピング特性についてわかってきたこと

どのコーピング方略が良い（悪い）とは一般化できないものの……

- 問題中心型対処や「視点の転換」は，好ましい徴候と関連するという報告が多い
- 「回避と抑制」や「他者に感情をぶつける」は，好ましくない徴候と関連するという報告が多い

が，5類型に分けた根拠資料は示されていないし，分類しきれない労働者もいる可能性がある。

さらに，コーピング特性について，新たな疑問も湧いてくる。①コーピング特性は，いつどのようにして形成されるのだろうか？ ②それは，強固で変えにくい個人特性なのだろうか，それとも意識的に変えることができるのだろうか？ 例えば，労働者のセルフケアや研修によって，ある程度まで修正可能なのだろうか？ ③多くの研究では，コーピング特性と精神健康の相関を横断的に見出しただけであって，これがただちに因果関係を示すわけではない。では，この相関が因果関係だと言えるような証拠はあるのだろうか？ 例えば，問題中心型対処や「視点の転換」をあまり使わない人が，研修を受けたことでこれらを積極的に使うように変わったと仮定して，その結果として精神健康度は高まるのか？ 以上の問いに答えるデータはまだ少ないが，次章では，コーピング特性の経時的変化や，それに伴う精神健康度の変化について，最新のチャレンジの結果を紹介する。

4

コーピング特性は変わるか，
変えられるか

4.1. 学生のコーピング特性の変化

労働者のコーピング特性は，長年の（特に成人するまでの）生活歴を通して形成されると思われるが（Parkes, 1994），その経過を長く追跡した研究は少ない。さらに職域のストレスマネジメントでは，成人のコーピング特性に可塑性があるのか（変えられるのか）どうかということも重要だ。本章では，コーピング特性の変化について考えてみよう。

最初に紹介するのは，看護学生の実習経験とコーピング特性の変化を検証した研究だ。近村ら（2007）は，看護学部3年生28人のコーピング特性が，2～4カ月にわたる病院現場での実習（臨地実習）の前後で変化したかどうかを調べた。看護学生にとって臨地実習は，ほんものの患者さんやご家族に接する貴重な体験で，実習前には「これまで学んできたことが実践できるだろうか？」「自分にはうまくできないのではないだろうか」と緊張する学生が多い。現場では確かに自分の力不足を感じて泣きたくなることもあるが，実習後には別人のようにたくましくなって帰ってくることもある。こうした成長ぶりを教員も毎年感じているだけに，実習の前後でコーピング特性も変化していることが期待される。しかし実際には，実習の前後のBSCP得点に，統計的に意味のある変化は見られなかったという。予想が外れた原因としては，学生によって実習の内容・期間にばらつきがあったこと，観察期間が短かったこと，追跡した学生の数が少なかったことなどがあると，近村らは考察している。（なお，厳密に言えば，学生をランダムに半々に分けて，半数には実習を経験させ，半数には経験させない，という比較対照実験をしなければ実習の効果を立証できないのだが，現実的には実施困難だろう）。

一方，薬学部学生14人が11週間の臨床実習を経験する間に，複数回にわたってコーピング特性を調べた研究もある（神村他，2012）。この研究では興味深いことに（図4-1），実習終了時にはBSCPの「問

題解決のための相談」得点が上昇していた。実習学生は，臨床指導者（この実習では病院現場の薬剤師）にいろいろ質問しながら学ばなければならない。ところが実際には，実習を始めたばかりの学生にとってそれがむずかしいことを，指導する大学教員はよく経験する。学生は「忙しそうな臨床指導者にこんな質問をしたら迷惑なんじゃないか」「そんなことも知らないの！？　と叱られるのじゃないか」と考えがちなのだ。だが実は，これはしばしば，自信のない学生や非主張的な学生の「状況認知の仕方」が偏っているせいであって，臨床指導者のほうは学生を指導できる機会を嬉しく思い，質問を待っていることが多い。そこで大学教員の役割として，学生の状況認知が偏っていたら修正し，忙しそうに業務にあたっている臨床指導者をつかまえるタイミングを指導し，空気を読む力といくらかの勇気が発揮できるよう促し，質問を的確にまとめて投げかけるための学習をさせることが，実習を有意義な経験にさせるコツとなる。学生

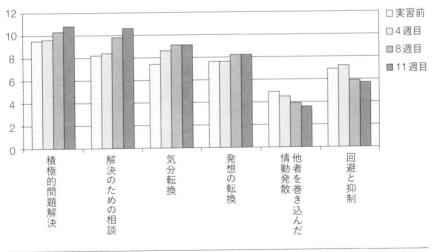

(神村他, 2012)

図4-1 ■薬学部学生の病院実習前後におけるコーピング特性の変化

が最初のころ実習現場で当惑している状態は，いわば「順調に困っている」のであって，そこで指導教員が手を出しすぎてはいけない（もちろん放置もいけないが）。実習が進むにつれ学生は，周りの人的資源をじょうずに活用して問題を解決するスキルを成長させたことが，上のデータに示されている。これは，同様の教育に従事している者が大いに得心する結果だ。上の例でも3.8.で述べたのと同様に，状況認知の仕方とコーピング方略の選び方は，互いに関連していると推察できる。

　ここで，上記の二つの研究結果が一致しなかったこと，つまり実習期間にコーピング特性が変化した学生としなかった学生がいたことを，どう考えたらよいだろうか。これは実習内容の差によるのかもしれないが，他に，実習に臨む学生側の違い（例えば，伸びしろの大きい学生と小さい学生がいる）も考えるべきだろうし（両研究とも学生数が少ないので，この可能性は否定できない），2～4カ月という期間では一部学生にしか変化が現れない（他の学生には期間が短すぎる）ということも考えられる。なお，実習の効果が実習後ただちに観察されるとは限らず，しばらく経って振り返ったとき初めて「いま思い出したけれど，あのときはああやって乗り切ったのだった」「あのときもがんばれたのだから，こんどもきっと何とかなる」というように，対処力が変化する学生もいるのかもしれない。だとすると，もう少し長い時間をかけてコーピング特性の変化を観察したいところだが，残念ながらいまのところまだそのような研究はない。

　いずれにしても，こうした学生に関する考察は，おそらく新人社員にもかなり当てはまるだろう。初期研修や最初の配属先で彼らが経験する戸惑いは，職業人として必要な社会生活技能を養うために役立つ「順調な戸惑い」でなければならない。その社会生活技能を構成する重要な要素が，コーピング特性の幅の広さと柔軟性だと言えよう。今後は新入社員のコーピング特性の変化についても，経時的な研究の進展を期待したいところだ。

4.2. 定年前後の労働者のコーピング特性

　もっとも，社会人のコーピング特性の変化についても，データが皆無というわけではない。少人数のデータだが，ある企業の男性労働者について，定年退職5年前と定年直前における，BSCP得点の変化を調べた報告がある（久保他，2011）。図4-2の左半は上記の5年間に抑うつ度が改善した群，右半は同じ5年間に抑うつ度が悪化した群について示したものだ。この5年間で両群とも，BSCPの6つの下位尺度得点は低下傾向にある。このことは，図3-2に示した標準集団1のデータと一致する。少なくともこの年代では，加齢とともにコーピングのバリエーションが少しずつ減ってゆく，という全体傾向が示唆される。しかし図4-2をよく見ると，抑うつ度改善群の方では，他人を巻き込み感情をぶつける得点が有意に低下し，解決

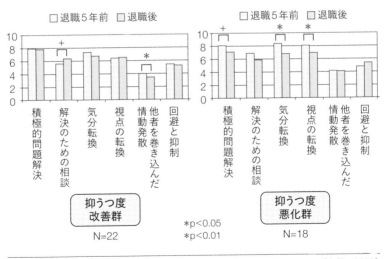

(久保, 2010)

図4-2 ■定年退職前後のコーピング特性の変化

のための相談得点は上昇傾向を示している。一方，抑うつ度悪化群を見ると，同じ5年間に，視点の転換と気分転換の2得点が有意に低下し，積極的問題解決得点も低下傾向を示している。つまり，対象者全体で見ると"コーピング特性のバリエーションが縮小している"ように見えるが，個人ごとに見るとその変化の様相はさまざまであることがわかる。そして，問題焦点型対処や認知型対処を多く使うようになると抑うつ度が改善するが，情動中心型対処を多用するようになると抑うつ度が上昇する。これは，3章で紹介した横断的なデータから推測した「コーピング特性による精神健康への影響」を裏付ける，有力な証拠になる。

　この研究で興味深いのは，"もう若くない労働者であっても，コーピング特性が変化することは少なくない"ことが，示されたという点だ。ではどのような理由でこの変化が起こるのか，例えば何らかのライフイベントの影響で変化するのか，ということが今後の研究の焦点になるだろう。

4.3. コーピング特性を変える試み

　次の疑問は，社会人のコーピング特性を教育（研修）によって変えられるのか，ということだろう。宮内ら（2010）はある企業の中年の女性社員を対象に，BSCPで測定したコーピング特性の変容にチャレンジした。この企業では，あらかじめ全社員について横断的調査を行った結果，他人を巻き込み感情をぶつける傾向や，回避型のコーピングが，精神的不健康と相関していることがわかった。そこで，この結果を社員に説明するリーフレット（A4一枚）を作成し，問題焦点型対処を推奨することにした。このリーフレットを84名に配布し，1年3カ月間追跡したが，残念ながらBSCP得点には変化が見られなかった（表4-1）。この研究では個人毎に回答結果を返したわけではなく，あくまで集団全体の傾向をリーフレットで返し，日常的な生活指導を行ったので，この程度の"軽い"介入では，コー

表4-1 ■ リーフレットの配布でコーピング特性は変化するか？

- 40〜65歳の女性会社員（N=84）
- 横断的調査の結果に基づき，「他者を巻き込む」「回避と抑制」よりも問題焦点型対処を奨めるリーフレット配布
- 1年3カ月後の調査でBSCP得点の変化なし
- **2度の調査を通じて抑うつ度高い群は，介入前に「回避と抑制」スコアが有意に高く，かつ介入後に同スコアが有意に上昇していた**

（宮内, 2010）

ピング特性を変えるまでには至らない，ということのようだ。ただしここでも，二度の調査で一貫して抑うつ度が高かった群は，介入前から「回避と抑制」得点が高く，上記の教育的介入にもかかわらず同得点がさらに上昇していたという。

また大井ら（2010）も，職場のウォーキングキャンペーンに4〜6カ月間参加した労働者のうち58名を追跡した。だがこの場合も，BSCPで評価したコーピング特性や，SOCには変化が見られなかったと報告されている。

なお，BSCP以外のツールでコーピング特性の変化を評価した研究を見ると，Shimazuら（2006）は，ウェブを使って自習するストレスマネジメント教育を一回実施しただけでも，ある程度の効果を挙げたと報告している。一方，中国軍特殊部隊の訓練では，2時間の教育セッションを12回実施した結果，コーピング特性が変化したという報告がある（Bian他, 2011）——ただし，こちらは他にも相当集中的な"訓練"を行ったことが想像され，日本の一般の職場で同様の"研修"を行うことは難しそうだが。これらの研究を見ると，何らかの条件が整った場合には，研修等によってコーピング特性が変化することがあるように思われるが，研究がまだ少ない（金他, 2011）。

そのような条件は今のところ不明だが，例えば「解決のための相

表4-2 ■メンタルろうさいの狙い

メンタルろうさい

- ウェブベースのメンタルヘルスチェック・システム（労働者と健康管理者が共に活用）
- BJSQ，抑うつ度，BSCPなどの結果を回答者に資料と共にフィードバック
- 「今後利用したい対処法」を広げる効果を狙って

談」得点がすでに高い人々に比べ，この得点が低い人では，何らかのアクションによる得点上昇が起こりやすい，ということは考えられる。さらに，労働者自身の「自分を変えたい」という動機付けが強いかどうか，ということの影響は大きいだろう。そもそも，本人が「自分を変えたい」と思っていない場合に，他者が強制してコーピング特性を変えさせるようなことを目指してよいのかも問題となる。他方，コーピング特性についての一般論を伝えるよりは，労働者個々人に合ったテーラーメイドのフィードバックをするほうが，自分自身について気付けることは多いだろうとも考えられる。

この点に関連して，労働者健康福祉機構のグループと共同開発中のストレスマネジメントシステム，メンタルろうさい（Mental-Rosai, http://www.research12.jp/test/h13/pdf/2nd_digest/10-1.pdf）を紹介する（山本他，2013）。これはNIOSHモデル（図1-11）に基づいて作成されており，労働者がウェブを通してメンタルヘルスの自己チェックを行うことで，結果とアドバイスを瞬時に得られるシステムだ（表4-2）。職業性ストレス簡易調査票，抑うつ度尺度（CES-D）などで構成したチェックリスト（質問）に労働者が回答すると，すぐに個人結果のレポートが画面上に示される。ただし，この結果は労働者本人しか読めない（事業者は読めない）仕組みになっている。ネット接続環境があれば24時間世界中どこからでも利用できるので，遠方に労働者が散在する職場でも使いやすい。労働者の"ストレスチェック"

を義務づけた労働安全衛生法改正（2015）にも対応可能なシステムだ。ここで，ストレス状態の評価の根拠はその労働者自身の回答（自覚的徴候）なので，実は労働者は初めからそうした自分の状態を自覚している可能性がある。そこへ，「あなたにはストレスが蓄積しているようです」と伝えられたとしても，「そんなこと言われなくても，自分でわかっとるわい！」と思うだけで終わってしまう可能性があるだろう。そこでメンタルろうさいでは，ストレス反応や職場環境の現状評価に加えBSCPを使って，コーピング特性の改善ポイントや，実行できそうな具体例，実行した場合のメリットなどを回答者にフィードバックするような，ワンポイントアドバイスを作成した。労働者にフィードバックする結果には，メール相談・電話相談窓口・メンタルヘルスのポータルサイトへのアクセス情報も付記されており，必要な人が援助希求行動を起こしやすいよう工夫してある。かりに高ストレス従業員が医師面談を希望した場合でも，医師は従業員の抑うつ度だけでなくコーピング特性について情報を得られるので，生活指導の参考にすることができる。

　さらにメンタルろうさいでは，前記の通り個人毎の結果は本人しか読めないのだが，職場全体での集計結果から「事業所調査結果報告書」を作成して，職場の健康管理者に届けることはできる。これを事後の産業保健活動（健康教育，研修等）に活用すれば，働きやすい職場環境づくりに寄与できるだろう。つまりメンタルろうさいは，ストレス問題を抱えた労働者の早期発見・早期改善（二次予防）だけでなく，労働者の健康の維持増進（一次予防）や，休業中の労働者の職場復帰支援（三次予防）にも活用できる，産業医・産業保健師などの健康管理専門職を配置する余裕がない職場へのメンタルヘルス対策支援システムなのだ。

　メンタルろうさいの大規模な使用（普及）はこれからだが，あるIT企業の従業員371人を対象として試行した結果では（図4-3），使用者の56％が自分のストレス対処の特徴に関して気づきがあったと回答し，53％が現在やっているストレス対処だけでは不十分だと感

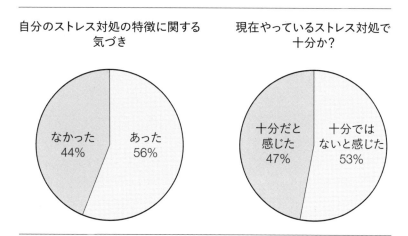

図4-3 ■ メンタルろうさいの試用結果

じたことを報告している。さらに,「毎日の生活で起こるストレスを減らすための努力」を「始めようと思う／実行している」と回答した人が増え,「今もしていないし,これからもするつもりはない」と回答した人は減っていた。また,問題焦点型対処や視点の転換などのコーピング項目をあまり使っていないと回答した人に,該当項目を抽出・提示したところ,そのコーピングを今後も利用するつもりがないと答えた人と,心がけてそのコーピングを活用するようにした人では,2カ月後の抑うつ度に差がある（後者のほうが低い）という結果も得られている（伊藤他,2013）。つまり,久保ら（2011）の研究結果と同様に,コーピング特性を変化させることによってストレス反応も変化させられる,という可能性が示された。

このような中間成績は,筆者個人がBSCPを教材として研修を行った際の感触と,ほぼ一致する（表4-3）。社内研修などで受講者に,BSCPを使って自己チェックしてもらい,自分自身への気付きを促すと,だいたい上と同じような感想が返ってくる。ことに管理職研

表4-3 ■ 職場研修でのBSCPの活用案

- 参加者の自己チェック（気付きを促す）
- 今後もっと活用したい対処法について考える or 話し合う
- さまざまなコーピング方略がどういう場面で有効かを話し合う
- 部下が抑うつ状態になった場合の上司の対応について考える
- アサーショントレーニングと組み合わせる可能性も要検討

修では，部下が抑うつ状態になった場合の上司の対応（3.12.）を参加者に考えてもらった後で，図3-24と図3-25のデータを紹介すると，関心がとても高まる。このように特定の場面を想定したロールプレイング形式の教材は，もっといろいろな場面について開発する余地があるだろう。

　同様に学生への講義でも，BSCPを使って自己チェックした学生に，自分が今後もっと活用したい対処法や，乱用気味の対処法を小レポートにまとめるよう指示すると，三分の二くらいの学生は「がまんや先延ばしをしすぎると反省した」「もっと人に相談しようと思った」などという気づきを報告してくる。アサーショントレーニングなどの対人スキル研修を行う際に，これとBSCPを組み合わせて自己理解を深めることも考えられるだろう。中学・高校生のストレスマネジメント学習や自殺予防学習などでも，効果の評価にあたってコーピング特性に着目することは必要なので（中野，2005；ストレスマネジメント教育実践研究会，2002），筆者らは現在，BSCPをわずかに修正したジュニア版の開発に着手している（竹内，2011）。

　以上のデータは一応健康な職場生活（学生生活）を送っている集団のものだが，他方では，うつ病で長期休業してしまった人に関する研究結果も報告されている。これらの人たちが職場復帰を目指して参加する「リワークプログラム」という教育的プログラムによって，問題焦点型コーピングや「気分転換」「視点の転換」といった

コーピングが増加し，回避型コーピングが減少し，対人関係トラブルが減少する方向への変化が認められたというのだ（羽岡他，2012）。このプログラムでは一般の社員研修や学生向け授業に比べ，はるかに集中的に時間を使って，認知行動療法（CBT）などの方法を用いた教育的介入を行う。そのような濃密な介入をしたことで初めてコーピング特性が変化したのかもしれないし，もともとコーピング特性に偏りが大きい人が参加者に多いために，コーピング特性の変化が目立ちやすかったという可能性も考えられる。

4.4. BSCPの活用可能性

　本書を通して，主に産業保健の領域で労働者のコーピング特性に注目することの意義と，その評価ツールとしてのBSCPについて解説してきた。以上から考えられる，産業保健領域でのBSCPの活用法は，以下の三点にまとめられそうだ（表4-4）。

　第一に，職業性ストレスを修飾する個人要因としてコーピング特性は重要なので，その評価ツールとして，産業保健の調査研究における活用可能性はきわめて高い。特に今後の研究では，コーピング特性の形成や変容の過程が研究課題の焦点となるので，適切な評価ツールの必要性は高い。

　第二に，比較的健康な一般労働者にとっては，BSCPを一種の自己評価ツールとして，職場研修や健康教育，E-ヘルス活動（ウェブを活用した産業保健活動）に活用することが期待される。ただし，も

表4-4 ■産業保健におけるBSCPの活用法

- 職業性ストレスの修飾要因（個人特性）として研究に応用
- 比較的健康な労働者には自己評価ツールとして職場研修やE-ヘルスに活用
- より治療的なプログラムの効果の評価ツールとして活用？

しかしたらこのような教育的介入において，急速なコーピング特性の変化を期待すべきではないのかもしれない（つまり，短期間でそのような目覚ましい変化を求めるのは，マインドコントロールのような危険な発想に近づくことかもしれない）。また社員にとっては，コーピング特性を全面的に変えなくても，必要な時に状況に応じてベターなコーピングを選べるようになれれば，さしあたりは十分だと言えるかもしれない。そこで，まずはコーピング特性について本人の自覚を促し，気づいたことを日常実践の中で試行し反芻することが重要だと考えるならば，その支援ツールとしてBSCPは有用と思われる。同様の活用方法は，今後の学校保健においても検討されてよいだろう。

　第三に，精神健康にいくらかの問題を抱えた労働者のためには，何らかの治療的なプログラムや職場復帰支援を受ける際の，変化（効果）を評価するツールとして活用できる可能性がある。この場合の労働者は，一般労働者への教育的介入に比べ，かなり濃密なプログラムを受ける。こうしたプログラムでは，比較的限られた期間での有効性も問われる。そこで，多数の一般労働者のデータが蓄積されているBSCPを使えば，有用な資料を提供できるかもしれない。

　最後に，上記のうち第二の点と，2015年12月からの労働安全衛生法改正により義務づけられた労働者の"ストレスチェック"との関係について，考えてみたい。この"ストレスチェック"の導入に関しては，科学的根拠をもって実施できるのかどうか，結果が労働者の査定に悪用されないかなど，さまざまな異論があったが，科学的根拠や実務上の合理性よりも行政（国）の主導性を優先して提案された経緯がある（堀江，2015）。そういうわけで，"ストレスチェック"の実施方法（使用ツール，実施体制，情報管理，結果活用など）の詳細については不明確な点が多いが，厚労省労働基準局安全衛生部（2014）の検討会報告書では，定期健康診断とは区別して，一年に一回以上，基本としては「調査票」を用いて実施することを提案している。その目的は，主に一次予防（本人のストレスへの気づきと対処の支援及び職場環境の改善）であり，副次的に二次予防（メンタルヘ

ルス不調の早期発見と対応)につながり得るものだと説明されている。さらに，この目的に照らせば，ストレスチェックには「仕事のストレス要因」「心身のストレス反応」「周囲のサポート」の3領域に関する内容を含めることが適当であり，標準的な項目は職業性ストレス簡易調査票とすることが適当だという。この調査票を使うとすれば，狭い意味の「仕事のストレス要因」だけでなく，ストレス媒介要因である仕事のコントロール度と満足度のデータも得られることになる。

　これを労働者の側から見ると，①まずチェックの結果として，自分を取り巻くストレス要因と周囲のサポート，および心身のストレス反応の程度を知らされることになる。②その結果が「高ストレス状態」と判定された場合(この判定基準をどうするかが技術的には非常に難しい問題だが)，労働者が希望すれば医師の面接指導を受けられるよう，事業者側に求めることができる(医師の面接指導を行うことは事業者の義務だと定められている)。一方，事業者側からみると，③労働者個人の結果を見ることは許されない(労働者が自分の結果を見た後で同意すれば可)が，④職場全体の平均値などを入手することは許されるので，これをふまえて職場環境を改善することが推奨される。③は結果を人事考課などに使わせないための措置であり，④も一次予防(ストレスマネジメント)としては一応理解できる。だが4.3.で述べたように，②はもともと自分の回答に基づいて評価されたものなので，労働者の中には今さら言われなくてもだいたいわかっている人もいる。果たしてこれが，前記報告書で言うような「本人のストレスへの気づき」として有意義なものになるだろうか。どうせ「本人の気づき」を促すのならば，職場のストレス要因やストレス媒介要因に関するデータだけでなく，本人のコーピング特性に関するデータを追加するのも一案だと思われる。これらの目的を合わせて実現するものとして，前節で紹介したメンタルろうさいは有望なシステムだろう。なお，労働者のコーピング特性に関するデータは，②の面接指導の際にも資料になるだろう。

とはいえ、労働安全衛生法に基づく"ストレスチェック"の運用に関しては、さまざまな課題がすでに指摘されていることから、制度自体が今後修正されてゆくこともあり得る。しかし、そのような制度の揺らぎに関わりなく、ストレスマネジメントや自己研修において、コーピング特性という考え方が正しく活用されることは必要だ。そのためのツールとして、BSCPにはさらに多くの応用可能性があるだろう。

コーピング特性簡易評価尺度（the Brief Scales for Coping Profile）

あなたはふだん，困ったこと，悩みなどにであったとき，どうすることが多いですか？　次の例のそれぞれについて，ふだんそのような対応を選ぶことがよくあるかどうか，○をつけてください。そして，○をつけた数字を3問ずつ合計してください。

	よくある	ときどきある	たまにある	ほとんどない
1) 原因を調べ解決しようとする	4	3	2	1
2) 今までの体験を参考に考える	4	3	2	1
3) いまできることは何かを冷静に考えてみる	4	3	2	1
4) 信頼できる人に解決策を相談する	4	3	2	1
5) 関係者と話し合い，問題の解決を図る	4	3	2	1
6) その問題に詳しい人に教えてもらう	4	3	2	1
7) 趣味や娯楽で気をまぎらわす	4	3	2	1
8) 何か気持ちが落ち着くことをする	4	3	2	1
9) 旅行・外出など活動的なことをして気分転換する	4	3	2	1
10)「何とかなる」と希望をもつ	4	3	2	1
11) その出来事のよい面を考える	4	3	2	1
12) これも自分にはよい経験だと思うようにする	4	3	2	1
13) 問題の原因を誰かのせいにする	4	3	2	1
14) 問題に関係する人を責める	4	3	2	1
15) 関係のない人に八つ当たりする	4	3	2	1
16) 問題を先送りする	4	3	2	1
17) いつか事態が変わるだろうと思って時が過ぎるのを待つ	4	3	2	1
18) 何もしないでがまんする	4	3	2	1

解説：

　BSCPでは，上から3問ずつの回答を合計して，6つの下位尺度得点を算出する。得点が高いほど，その種の対処をふだんから頻用していることになる。

積極的問題解決	問題そのものを解決するために自ら努力しようとする
解決のための相談	問題そのものの解決のため周りの人の力を借りようとする
気分転換	不安やイライラなど自分自身の不快な感情を鎮めるために，何かちがうことをする
視点の転換	問題となっていることにプラスの価値を見出したり（価値の切り上げ），変えられないことは考えても仕方ないと割り切ったり（価値の切り下げ），というように視点・発想・価値を変えた見方をする
他者を巻き込んだ情動発散	いわゆる八つ当たり（愚痴をこぼすことは含まない）
回避と抑制	がまんする，先送りするなど，結果として何もしない

　ストレスの原因によって有効な対処方法はちがうので。場合によっていろいろな対処方法を使い分けられる柔軟性が，心の健康のためには大切である。これらの下位尺度得点が何点以下ならば不健康，というような判断基準は定められない。しかし，「積極的問題解決」から「視点の転換」までの4尺度については心の健康とプラスの相関を，「他者を巻き込んだ情動発散」「回避と抑制」の2つについては心の健康とマイナスの相関を示すようなデータが多い。

　個人や集団の結果を評価する目安として，労働者一万人余りの標準集団におけるデータを以下に示す。

下位尺度 ［設問］		平均 （標準偏差）	90% レンジ	下位（上位） 25%値
積極的問題解決	［1-3］	9.6（2.1）	6-11	<9
解決のための相談	［4-6］	8.0（2.4）	5-11	<6
気分転換	［7-9］	7.6（2.5）	5-11	<7
視点の転換	［10-12］	7.7（2.3）	5-11	<6
他者を巻き込んだ情動発散	［13-15］	4.4（1.7）	4-6	>5
回避と抑制	［16-18］	6.4（2.1）	4-10	>7

1) 90%レンジとは，上記集団では90%の人の得点がこの範囲に収まったという意味で，これより高得点（低得点）の人はそれぞれ5%に満たないことになる。
2) 25%値とは，例えば「積極的問題解決」の場合，「得点が9点未満の人は上記集団で下位25%に属する」ということを表している。

文献

Antonovsky A (1987) Unraveling the mystery of health : how people manage stress and stay well. New York : Jossey-Bass Pub.（山崎喜比古，吉井清子監訳（2001）健康の謎を解く――ストレス対処と健康保持のメカニズム．有信堂．

Bian Y, Xiong H, Tang Z, Tang T, Liu Z, Xu R, Lin H, Xu B (2011) Change in coping strategies following intensive intervention for special-service military personnel as civil emergency responders. Journal of Occupational Health 53 (1) : 36-44.

Carver CS (1997) You want to measure coping but your protocol's too long : consider the Brief COPE. International Journal of Behavioral Medicine 4 (1) : 92-100.

Carver CS, Scheier MF, Weintraub JK (1989). Assessing coping strategies : A theoretically based approach. Journal of Personality and Social Psychology 56 (2) : 267-283.

近村千穂，小林敏生，石崎文子，青井聡美，飯田忠行，山岸まなほ，片岡健（2007）看護臨床実習におけるストレスとコーピングおよび性格との関連．広島大学保健学ジャーナル7(1)：15-22.

Cohen S, Hoberman HM (1983) Positive events and social supports as buffers model of social support. Journal of Applied Psychology 13 (2) : 99-125.

Cohen S, Wills TA (1985) Stress, social support, and the buffering hypothesis. Psychological Bulletin 98 (2) : 310-357.

Cousins N (1983) The Healing Health. W.W.Norton & Company, New York.（松田銑訳（2001）続 笑いと治癒力――生への意欲．岩波書店）

Cuijpers P, Munoz RF, Clarke GN, Lewinsohn PM (2009) Psychoeducational treatment and prevention of depression : The "coping with depression" course thirty years later. Clinical Psychology Review 29 (5) : 449-458.

Endler NS, Parker JDA (1990a) Multidimentional assessment of coping : a critical evaluation. Journal of Personality and Social Psychology 58 (5) : 844-854.

Endler NS, Parker JDA (1990b) Coping Inventory for Stressful Situations (CISS) : Manual. Multi-Health Systems.

Eysenk MW (2000) Psychology : A Student's Handbook. Psychology Press Ltd.（山内光哉監（2008）アイゼンク教授の心理学ハンドブック，pp.199-219．．ナカニシヤ出版）

深谷弘和，山本耕平，大岡由佳，峰島厚（2011）障害者福祉現場における従事者のメンタルヘルスに関する基礎的研究――ストレス・コーピングの年代差と職階差に注目して．立命館産業社会論集47 (2)：27-41.

福田一彦，小林重雄（1983）日本版SDS使用手引き．三京房．

古川壽亮（2001）CISS対処行動評価票．上里一郎：心理アセスメントハンドブック第2版，pp.578-583．西村書店．

羽岡健史，鈴木瞬，小林直紀，宇都宮和哉，友常祐介，吉野聡（2012）リワークプログラム利用中のストレス関連要因の変化．臨床精神医学41（12）：1749-1755．

長谷川恵美子（2008）ストレス・コーピングの年代差およびその挺身手利き健康に及ぼす影響．聖学院大学論業21（3）：263-271．

平木典子（2009）アサーション・トレーニング：さわやかな「自己主張」のために．金子書房．

Holmes TH, Rahe RH (1967) The social readjustment rating scale. Journal of Psychosomatic Research 11 (2) : 213-218.

堀江正知（2015）労働安全衛生法の原則とストレスチェックの制度的課題．産業精神保健23（1）：10-16．

星野命（1970）感情の心理と教育（一），（二）．児童心理24（7），（8）：1445-1477．

Hurrell JJJr, McLaney MA (1988) Exposure to job stress-a new psychometric instrument. Scandinavian Journal of Work, Environment & Health 14 (Suppl 1) : 27-28.

井奈波良一，黒川淳一，井上眞人（2007）大学病院医師の離職願望と勤務状況――日常生活習慣および職業性ストレスとの関連．日本職業・災害医学会雑誌55（5）：219-225．

石本理恵，小林敏生（2004）病棟看護職における職業性ストレスと自己表現（アサーション）との関連性．日本看護研究学会雑誌27（3）：154．

伊藤桜子，山本晴義，桃谷裕子，柳生奈遠子，津田彰（2013）WEBによるストレスチェック利用後の対処意欲の維持と効果．日本心理学会日本心理学会第77回大会発表論文集，p.1207．

人事院（2013）平成23年度国家公務員長期病休者実態調査結果の概要．

影山隆之（2011）労働者のストレスとコーピング特性――BSCPによる評価．産業精神保健19（4）：290-295．

Kageyama T, Fujii S (2006) The association of coping profile among managers of a company in Japan with their coping with a worker with depressive symptoms and suicidal thought. The 12th Pacific Rim College of Psychiatrists Scientific Meeting Program & Abstracts : p.125.

影山隆之，河島美枝子（2003）"ストレス解消のため"の飲酒の頻度と職業性ストレス・コーピング特性・抑うつ度の関連――性別および赤面反応の有無を考慮した検討．産業精神保健11（2）：214．

影山隆之，河島美枝子，小林敏生（2005a）ストレス対処特性の簡易評価表の開発と産業精神看護学的応用に関する研究 平成14年度～平成16年度科学研究費補助金（基盤研究（C）（2））研究成果報告書．

影山隆之，河島美枝子，大賀淳子（2005b）地方公務員集団における婚姻状況およびストレスコーピング特性と自殺への「共感」――勤労者の自殺予防のための予備的検討．こころの健康20（2）：97-101．

影山隆之，小林敏生，河島美枝子，金丸由希子（2004）勤労者のためのコーピング特性簡易尺度（BSCP）の開発――信頼性・妥当性についての基礎的検討．産業衛生学雑誌46（4）：103-114．

Kageyama T, Kobayashi T, Nishikido N, Oga J, Kawashima M (2005) Association of sleep problems and recent life events with smoking behaviors among female staff nurses in Japanese hospitals. Industrial Health 43 (1) : 133-141.

影山隆之，錦戸典子，小林敏生，大賀淳子，河島美枝子（2001）病棟看護職における職業性ストレスの特徴および精神的不調感との関連．こころの健康16（1）：69-81．

神村栄一，海老原由香，佐藤健二，ほか（1995）対処法略の三次元モデルの検討と新しい尺度（TAC-24）の作成．教育相談研究33：41-47．

神村英利，影山隆之（2012）薬学部学生のストレス対処特性と実務実習におけるストレス．産業ストレス研究19（4）：383-387．

Karasek RA (1979) Job demand, job decision latitude, and mental strain : implication for job redesign. Administrative Science Quarterly 24 (2) : 285-308.

Karasek RA, Theorell T (1990) Healthy work : Stress, productivity, and the reconstruction of working

life. Basic Books, pp.31-82.
上脇優子，丹羽さよ子（2011）看護ミス発生後における当事者の建設的行動変容への影響要因．日本集中治療医学会雑誌 18（4）：591-598．
片岡真子，神村善子，吉田由紀子（2010）臨床看護師の蓄積的疲労の現状――蓄積的疲労徴候インデックス（CFSI）とコーピング特性簡易評価尺度（BSCP）を用いた実態調査．第41回日本看護学会論文集（看護管理），pp.95-98．
河西千秋（2009）自殺予防学．pp.48-51．新潮社．
Kessler RC, Andrews G, Colpe LJ, Hiripi E, Mroczek DK, Normand SL, Walters EE, Zaslavsky AM (2002) Short screening scales to monitor population prevalences and trends in nonspecific psychological distress. Psychological Medicine 32 (6) : 959-976.
金ウィ淵，津田彰，松田輝美，堀内聡（2011）本邦における予防的ストレスマネジメント研究の最近の動向．Kurume University Psychological Research 10：pp.164-175．
木下文彦（2000）急性期精神分裂病者の対処様式――治療転帰との関係について．慶應医学77（5）：209-218．
北村尚人（2001）シュミレーションで学ぶメンタルヘルスワークブック．法研．
厚生労働省（2006）労働者の心の健康の保持増進のための指針．
厚生労働省（2013）平成24年労働者健康状況調査，p.19．
厚生労働省（2014）平成25年度脳・心臓疾患と精神障害の労災補償状況．
厚生労働省労働基準局安全衛生部（2014）労働安全衛生法に基づくストレスチェック制度に関する検討会報告書．http://www.mhlw.go.jp/file/04-Houdouhappyou-11201250-Roudoukijunkyoku-Roudoujoukenseisakuka/0000069012.pdf
久保陽子，小林敏生，影山隆之（2011）男性労働者における定年退職5年前と定年退職年の抑うつ度の変化．産業精神保健 19（4）：316-324．
Lazarus RS, Folkman S. Stress, appraisal, and coping. New York : Springer Pub. Co., 1984.（本明寛，春木豊，織田正美監訳（1991）ストレスの心理学．実務教育出版）
前田ひとみ（2008）医療者のエンパワーメントとメンタルヘルスに関する研究――新卒看護職者の自己効力感を高めるプログラムの開発 平成17年度〜平成19年度科学研究費補助金（基盤研究（B））研究成果報告書．
前田ケイ（1999）SSTウォーミングアップ活動集――精神障害者のリハビリテーションのために．金剛出版．
益子友恵，山崎喜比古（2011）ストレス対処能力Sense of Coherence（SOC）とコーピング特性（BSCP）との関連性．日本産業衛生学雑誌 53（Suppl）：350．
松本俊彦（2014）子どものこころの発達を知るシリーズ①――自傷・自殺する子どもたち，pp.111-118．合同出版．
宮内清子，望月好子，石田貞代，佐藤千史（2010）中高年女性労働者へのリーフレットによる指導介入が抑うつに及ぼす効果．母性衛生 50（4）：646-655．
宗像恒次（1995）ストレス解消学．小学館．
Nagase Y, Uchiyama M, Kaneita Y, Li L, Kaji T, Takahashi S, Konno M, Mishima K, Nishikawa T, Ohida T (2009) Coping strategies and their correlates with depression in the Japanese general population. Psychiatry Research 168 (1) : 57-66.
中川泰彬（1985）日本版GHQ精神健康調査票の開発．心理測定ジャーナル 21（7）：2-7．
中野敬子（2005）ストレス・マネジメント入門．金剛出版．
日本健康心理学研究所（1996）ラザラス式ストレスコーピングインベントリー［SCI］Lazarus Type Stress Coping Inventory．実務教育出版．
日本精神神経学会・精神科用語検討委員会（2008）精神神経学用語集 改定第6版．日本精神神経学会．
錦戸典子，影山隆之，小林敏生，原谷隆史（2000）簡易質問紙による職業性ストレスの評価――

情報処理系企業男性従業員における抑うつ度との関連．産業精神保健8 (2)：73-82.
大井雄一，金子聡俊，小林直紀，他（2010）職場におけるウォーキングキャンペーン前後でのストレス対処能力の変化に関する研究．体力・栄養・免疫学雑誌20 (2)：186-188.
大岡由佳，山本耕平，峰島厚，加藤寛（2010）障害者福祉現場の職員が遭遇する出来事とメンタルヘルス．心的トラウマ研究6：41-52.
大谷喜美江，富澤栄子，筒井末春（2015）労働者のレジリエンスからみた Daily Uplifts に関する検討．第20回日本心身健康科学会学術集会抄録集：p.9.
老子善康，長澤秀彦，中田千鶴子，江上由紀子（2008）富山県内郵政職員のコーピング特性簡易尺度（BSCP）と首尾一貫感覚（SOC）尺度（短縮版）との関連についての検討．逓信医学 60 (5)：305-310.
折山早苗，渡邊久美（2008）患者の自殺・自殺企図に直面した精神科看護師のトラウマティック・ストレスとその関連要因．日本看護研究学会雑誌31 (5)：49-56.
Parkes K (1994) Personality and coping as moderators of work stress process : models, methods and measures. Work & Stress 8 (2)：110-129.
Radloff LS (1977) The CES-D scale : A self-report depression scale for research in the general population. Applied Psychological Measurement 1 (3)：385-401.
斎藤恵，多田敏子，州崎日出一，ほか（2013）「労働者の睡眠とメンタルヘルスの関連」に関する研究──セルフケアのための研修プログラムの開発．独立行政法人労働者健康福祉機構徳島産業保健推進センター．
崎原盛造，原田さおり（2000）高齢者用ソーシャルサポート測定尺度（MOSS-E）の改訂とその予測妥当性．崎原盛造編：沖縄における社会環境と長寿に関する縦断的研究（平成11年度厚生科学研究費補助金），pp.8-20.
佐藤光源（2011）疾患概念と精神医療・福祉──発症脆弱性を中心に．日本精神神経学会誌113 (1)：102-110.
佐藤百合，三木明子（2013）病院看護師が受ける職場いじめとコーピング特性が抑うつに及ぼす影響．産業ストレス研究20 (4)：371-380.
佐藤百合，三木明子（2014）病院看護師における仕事のストレス要因，コーピング特性，社会的支援がワーク・エンゲイジメントに及ぼす影響──経験年数別の比較．労働科学 90 (1)：14-25.
島悟，鹿野達男，北村俊則，浅井昌弘（1985）新しい抑うつ性自己評価尺度について．精神医学 27 (6)：717-723.
Shimazu A, Umanodan R, Shaufeli WB (2006) Effects of a brief worksite stress management program on coping skills, psychological distress and physical complaints : a controlled traial. International Archives of Occupational and Environmental Health 80 (1)：60-69.
下光輝一，原谷隆史（2000）職業性ストレス簡易調査票の信頼性の検討と基準値の設定．加藤正明編：労働省平成11年度「作業関連疾患の予防に関する研究」報告書，pp.126-138.
庄司正束，庄司一子（1992）職場用コーピング尺度の作成および信頼性・妥当性の検討．産業医学 34 (1)：10-17.
Siegrist J (1996) Adverse health effect of light/low-reward conditions. Journal of Occupational Health Psychology 1 (1)：27-41.
Siegrist J, Peter R, Junge A, Cremer P, Seidel D (1990) Low status control, high effort at work and ischemic heart disease : Prospective evidence from blue-collar men. Social Science & Medicine 31 (10)：1127-1134.
SST普及協会編（1998）SSTの進歩．創造出版．
ストレスマネジメント教育実践研究会（PGS）編（2002）ストレスマネジメント・テキスト．東山書房．
鈴木伸一，神村栄一（2001）コーピングとその測定に関する最近の研究動向．ストレス科学 16

(1): 51-64.
田口貴昭, 栗原慶子, 永野千恵 (2011) 新人警察官における職場ストレスとコーピングの関連. 日本心理学会第75回大会抄録集：p.1212.
高橋美央, 山本美耶, 一瀬里江, 春名優子, 古川真希子, 武藤敦志 (2009) 精神科看護師のバーンアウトとコーピングスタイルとの関係. 第39回日本看護学会論文集（精神看護）：119-121.
高屋正敏, 長谷川泰隆 (2010) ストレスコーピング特性と職業性ストレス――共分散構造分析による解析. 産業衛生学雑誌 52 (5)：209-215.
竹内一夫 (2011) 学校現場におけるうつ状態児童生徒への継続的メンタルケアの実践. http://www.pfizer-zaidan.jp/fo/business/pdf/forum20/fo20_1_01.pdf
田中智美, 清水純, 上野栄一, 瀧川薫 (2012) 精神科急性期における心的外傷体験に遭遇した看護職のストレス反応とその関連要因. 滋賀医科大学看護学ジャーナル 10 (1)：28-33.
富永知美, 三木明子 (2012) 科学技術研究機関職員における職業性ストレスとコーピング特性が抑うつに及ぼす影響. 労働科学 88 (2)：39-48.
Tomotsune Y, Sasahara S, Umeda T, et al.2009) The Association of sense of coherence and coping profile with stress among research park city workers in Japan. Industrial Health 47 (6)：664-672.
友常祐介 (2013) 正しく知る会社「うつ」の治し方・接し方. 技術評論社, pp.105-109
Tsuno K, Inoue A, Kawakami N (2014) Stress coping styles among victims of workplace bullying and its prospective association with psychosocial distress. Proceeding of the 13th International Congress of Behavioral Medicine.
上原美子, 中下富子, 岩井法子, 久保田かおる (2011) 養護教諭が抱えるストレスとストレスコーピングの現状. 埼玉大学紀要教育学部 60 (2)：55-63.
Walsh BW (2006) Treating self-injury：A practical guide. Guilford Publication. (松本俊彦, 山口亜希子, 小林桜児訳 (2007) 自傷行為治療ガイド, pp.149-173.. 金剛出版)
山岸まなほ, 小林敏生, 影山隆之, 上田恵美子 (2006) 看護師の抑うつ度, 職業性ストレス要因, ストレス対処特性の検討. 日本看護科学学会学術集会講演集, p.422.
山本晴美, 津久井要, 伊藤桜子, 冨田恵里香, 桃谷裕子, 衛藤真子, 曽田紀子, 影山隆之 (2013)「職場におけるメンタルヘルス不調予防に係る研究・開発, 普及」研究報告書. 独立行政法人労働者健康福祉機構.
山崎喜比古, 坂野純子, 戸ヶ里泰典 (2001) ストレス対処能力SOC. 有信堂.
山住康恵, 安酸史子 (2011) 新卒看護師のSOCと影響要因に関する研究. 日本看護教育学会誌 21 (2)：13-23.
吉田えり, 山田和子, 森岡郁晴 (2014) 病院に勤務する男性看護師のSOC, ストレス反応, SOCとストレス反応との関連. 産業衛生学雑誌 56 (5)：152-161.
Zubin J, Spring B (1977) Vulnerability — a new view of schizophrenia. Journal of Abnormal Psychology 86 (2)：102-126.
Zung WWK (1965) A self-rating scale for depression. Archives of General Psychiatry 12 (1)：63-70.

おわりに

　ストレスとかメンタルとかいう言葉があちこちで使われる時代になったものの，必ずしも正しい意味で使われていないことがあります。筆者らは労働者の健康や心の健康を専門領域とする現場志向の研究者であり，職場内産業保健スタッフと呼ばれる現場の人々がこれらのテーマを正しく理解することを願って，支援の方策を考えるのが仕事です。その一環として，労働者がストレスに対していかに対処するか，自分は対処力をどれほど持っており，どこに強みと弱みがあるか，対処力をもっと強めるにはどうすればよいかなどを考えるためのツールがほしいと考え，十数年をかけて実用志向ツールBSCPを開発しました。この間，研究者ユーザから使用許諾を求めるメールを受けるたびに，その研究成果を後日教えていただくようお願いしてきましたが，今回改めてそれらをレビューする中で，このツールによって実にいろいろな仕事が行われてきたことに驚かされました。本書は職場内の産業保健スタッフなどの読者のために，BSCPの基礎理論であるトランス・アクションモデルの視点からストレスについて解説するとともに，BSCPを使用する上で必要な基礎データと，BSCPの応用可能性について示すことを考えて書き下ろしたものです。

　BSCPを開発する過程では，多くの方々のご助言とご協力をいただきました。開発の初期には，筆者の上司河島美枝子教授からご助言をいただき，また研究室の卒業研究学生として森美奈子さん，金丸由希子さん，藤井沙織さんにデータ収集と分析のお手伝いをいただきました。筑波研究学園都市での調査では，筑波大学社会医学系の松崎一葉教授と，その研究チームの笹原信一朗，大井雄一，友常祐介，吉野聡の諸先生からお力添えをいただき，応用

段階では山岸まなほ，久保陽子，神村栄一の諸先生のお力をいただきました。恩師山崎喜比古先生のご助言はBSCPをVer3.1へと改訂するきっかけとなり，山本晴義先生のお誘いはBSCPをウェブ上で活用する道を開きました。妻の由利からは，日常的に絶えず励ましと第三者的立場からの助言を受けることができました。金剛出版の立石正信社長と中村奈々さんには，本書を出版するようお勧めをいただき，上梓に至るまで辛抱強く励ましとご助力をいただきました。他にも書き切れないほど多くの方々のご助力をいただいたので，この場をお借りしてすべての方々に感謝を申し上げます。

　最後に，BSCPの使用について，筆者らの考え方を付言します。開発の初期には科研費助成を受けたツールなので，BSCPを非営利の研究目的で使用することはフリーとしますが，論文・報告書では出典（例えば本書）を適切に引用していただければと思います。商業目的での使用や，職場内の研修・健診等に伴う使用については，金剛出版が発売するBSCP本体に所定の対価を支払ってお使いください（インターネット等で，著作者に無断でBSCP本体を公開することは不可）。研究者の責任においてBSCPの教示文等を部分改変する場合は，報告の際に改変点と「原版の諸データとは比較できないこと」を明記していただければと思います。以上のルールに基づいたBSCPの応用が，さまざまの保健活動や研究教育活動に資することを願います。

　2016年11月　筆者を代表して

影山隆之

著者略歴

影山 隆之……かげやま たかゆき

1983年	東京大学医学部保健学科卒業
1988年	東京大学大学院医学系研究科博士課程修了，保健学博士
〜1998年	国立環境研究所で都市環境と健康や睡眠について研究
1998年	大分県立看護科学大学看護学部精神看護学研究室助教授
2005年〜	同研究室教授

現在，日本精神衛生学会副理事長，日本自殺予防学会常務理事，日本産業衛生学会編集委員，他多数の学会で活動中。

著者──『電話相談活用のすすめ：心の危機と向き合う』(共著，遠見書房，2015)『ストレス学ハンドブック』(共著，創元社，2015)『睡眠マネジメント──産業衛生・疾病との関わりから最新改善対策まで』(共著，エヌ・ティー・エス，2014)

小林 敏生……こばやし としお

1981年	東京大学医学部保健学科卒，1987年千葉大学医学部医学科卒
1993年	千葉大学大学院医学研究科博士課程修了，博士（医学）
	千葉大学医学部付属病院内科医員，筑波大学社会医学系助手，福島県立医科大学衛生学講座助教授を経て
2003年	広島大学医学部保健学科教授
2012年〜	広島大学大学院医歯薬保健学研究院健康開発科学研究室教授
	研究領域は「職域・地域における健康管理とストレスマネジメント」，「生活習慣病予防とヘルスプロモーション」，「国際保健」など。
	日本医師会認定産業医，労働衛生コンサルタント

現在，日本産業衛生学会代議員，日本衛生学会評議員，日本民族衛生学会評議員，日本体力医学会評議員，他

著書──『シンプル衛生学公衆衛生学』(共著，南江堂，2016)『健康長寿をめざす健康管理学』(共著，八千代出版，2011) など。

心の健康を支える
「ストレス」との向き合い方
BSCPによるコーピング特性評価から見えること

2017年1月5日　印刷
2017年1月10日　発行

著者─────影山隆之
　　　　　　小林敏生

発行者────立石正信
発行所────株式会社　金剛出版
　　　　　　〒112-0005 東京都文京区水道1-5-16
　　　　　　電話 03-3815-6661　振替 00120-6-34848

装丁◉本間公俊・北村仁
印刷・製本◉音羽印刷

ISBN978-4-7724-1534-7 C3011　©2017 Printed in Japan

メンタル不調者のための
復職・セルフケア ガイドブック

［著］=櫻澤博文

●A5版　●並製　●200頁　●本体 **1,800**円+税

復職訓練や休職中の過ごし方，
メンタル不調を予防するための知見から
医師・会社の管理者との接し方といった
実践的ノウハウを易しく解説。

ストレス・マネジメント入門
［第2版］
自己診断と対処法を学ぶ

［著］=中野敬子

●B5版　●並製　●208頁　●本体 **2,800**円+税

多くの記述式心理テスト〈ストレス自己診断〉を収録。
ストレス・マネジメント実践のための
最良の手引き。

働く人へのキャリア支援
働く人の悩みに応える27のヒント

［編著］=宮脇優子

●四六版　●並製　●208頁　●本体 **2,400**円+税

働く人が自分らしい一歩を踏み出せるように，
また，働く人を支える方々にも役に立つように，
職場のあらゆる悩みに応えるヒント集。

社会人のための
キャリア・デザイン入門

［著］＝矢澤美香子

●四六版　●並製　●244頁　●本体**2,800**円+税

近年どのように働き，生きていくかといった
キャリアへの関心が高まっている。
本書では基礎知識を解説しワークを通じて理解を深める。

組織で活かすカウンセリング
「つながり」で支える心理援助の技術

［著］＝藤原俊通

●四六版　●並製　●232頁　●本体**2,500**円+税

現職自衛官の臨床心理士が
プロフェッショナル・カウンセリングを語る。
惨事ストレス，自殺予防，復職支援など
組織の危機管理を解説。

発達障害とキャリア支援

［監修］＝田中康雄
［編集］＝藤森和美　辻 惠介

●A5版　●並製　●264頁　●本体**3,200**円+税

就労を視野に入れつつ，
訓練，学習なども含め，
発達障害児者のキャリア形成を広く支援する。

モティベーションをまなぶ12の理論
ゼロからわかる「やる気の心理学」入門！

［編］＝鹿毛雅治

●四六版　●並製　●384頁　●本体 **3,200**円+税

ビジネスから学習，友人関係から家族関係まで，
自由意志神話と根性論に支えられてきた
モティベーション論を最新心理学理論で語りなおす。

幸せはあなたのまわりにある
ポジティブ思考のための実践ガイドブック

［著］＝須賀英道

●四六版　●並製　●200頁　●本体 **2,000**円+税

誰の身近にもある，ありふれた題材を使って，
毎日が楽しく，
笑顔で過ごせるようになるための方法を伝授する。

アンガーマネジメント11の方法
怒りを上手に解消しよう

［著］＝ロナルド・T・ポッターエフロン
　　　　パトリシア・S・ポッターエフロン
［訳］＝藤野京子

●B5版　●並製　●200頁　●本体 **3,400**円+税

怒りは誰にでもある。問題はその感情の処理である。
本書では怒りを11種類に分け
それぞれの怒りについて理解を深めていく。